Ich atme ein, ich atme aus

Das Geheimnis der Achtsamkeit

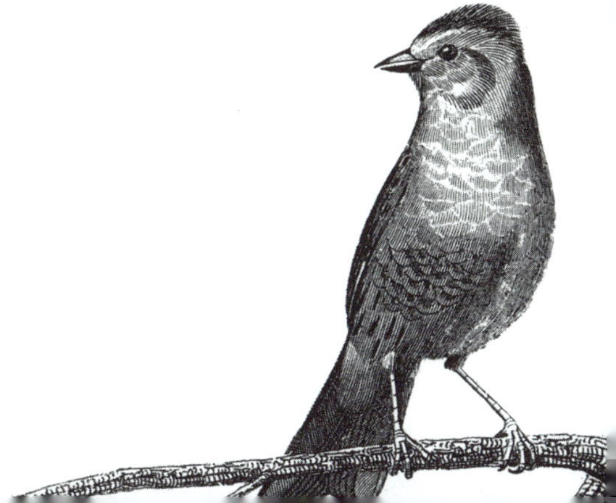

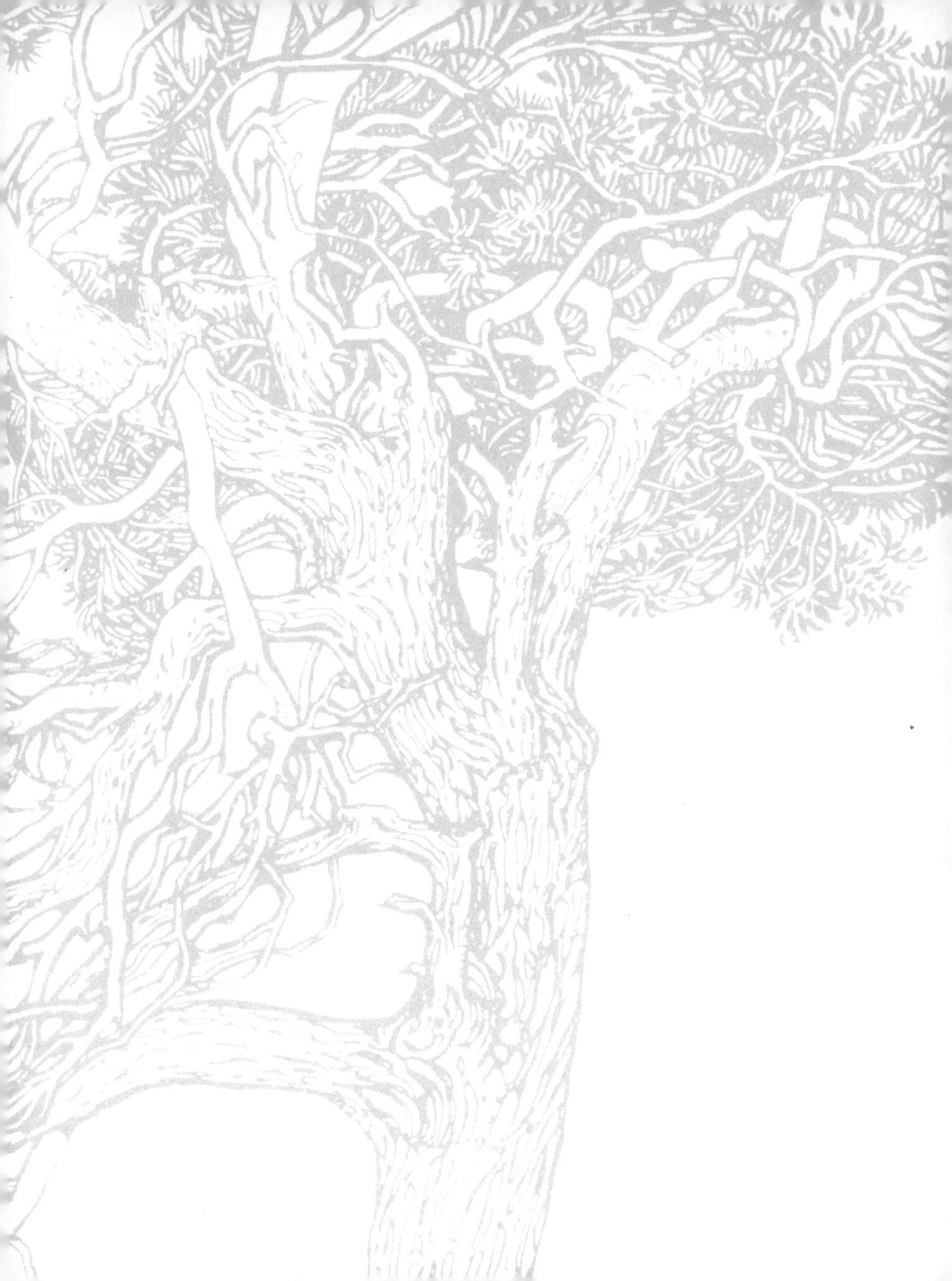

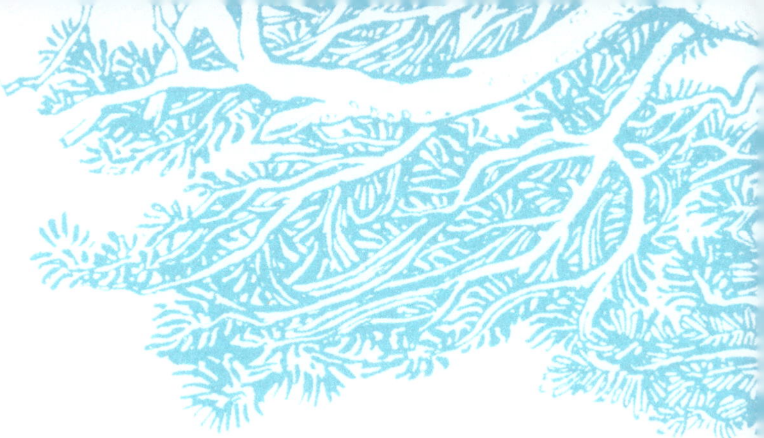

Dr. Danny Penman

Ich atme ein, ich atme aus

Das Geheimnis der Achtsamkeit

Aus dem Englischen von Antje Korsmeier

Kösel

FSC
www.fsc.org
MIX
Papier aus verantwortungsvollen Quellen
FSC® C084279

Verlagsgruppe Random House FSC® N001967

Deutsche Erstausgabe
Die Originalausgabe erschien unter dem Titel »The Art of Breathing. The secret to living mindfully. Just don't breathe a word of it ...« bei HQ, einem Imprint von HarperCollins Publishers, Ltd., London.

Neumarkter Straße 28, 81673 München
Layout: Steve Wells
Umschlag: Weiss Werkstatt, München
Umschlagmotiv: © Shutterstock/Alex Vector, Bildnr. 152635169
Satz: Uhl + Massopust, Aalen
Druck und Bindung: Print Consult, München
Printed in Slovakia
ISBN 978-3-466-34685-1

www.koesel.de

Dieses Buch ist auch als E-Book erhältlich.

Für meine Frau Bella
und unsere beiden ungestümen Kinder
Sasha und Luka

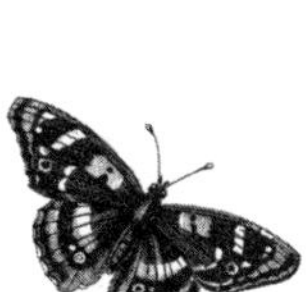

Inhalt

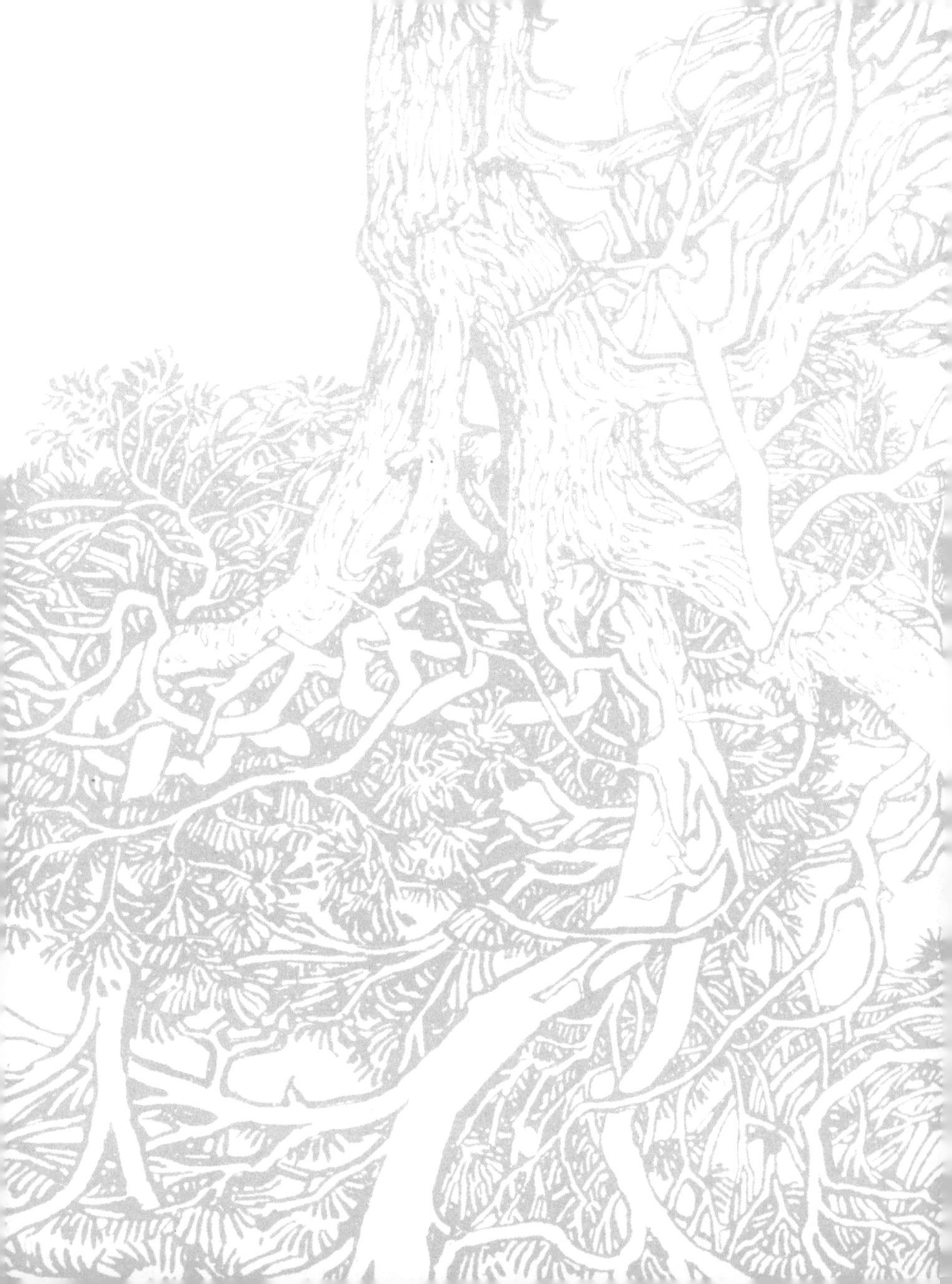

Am Anfang

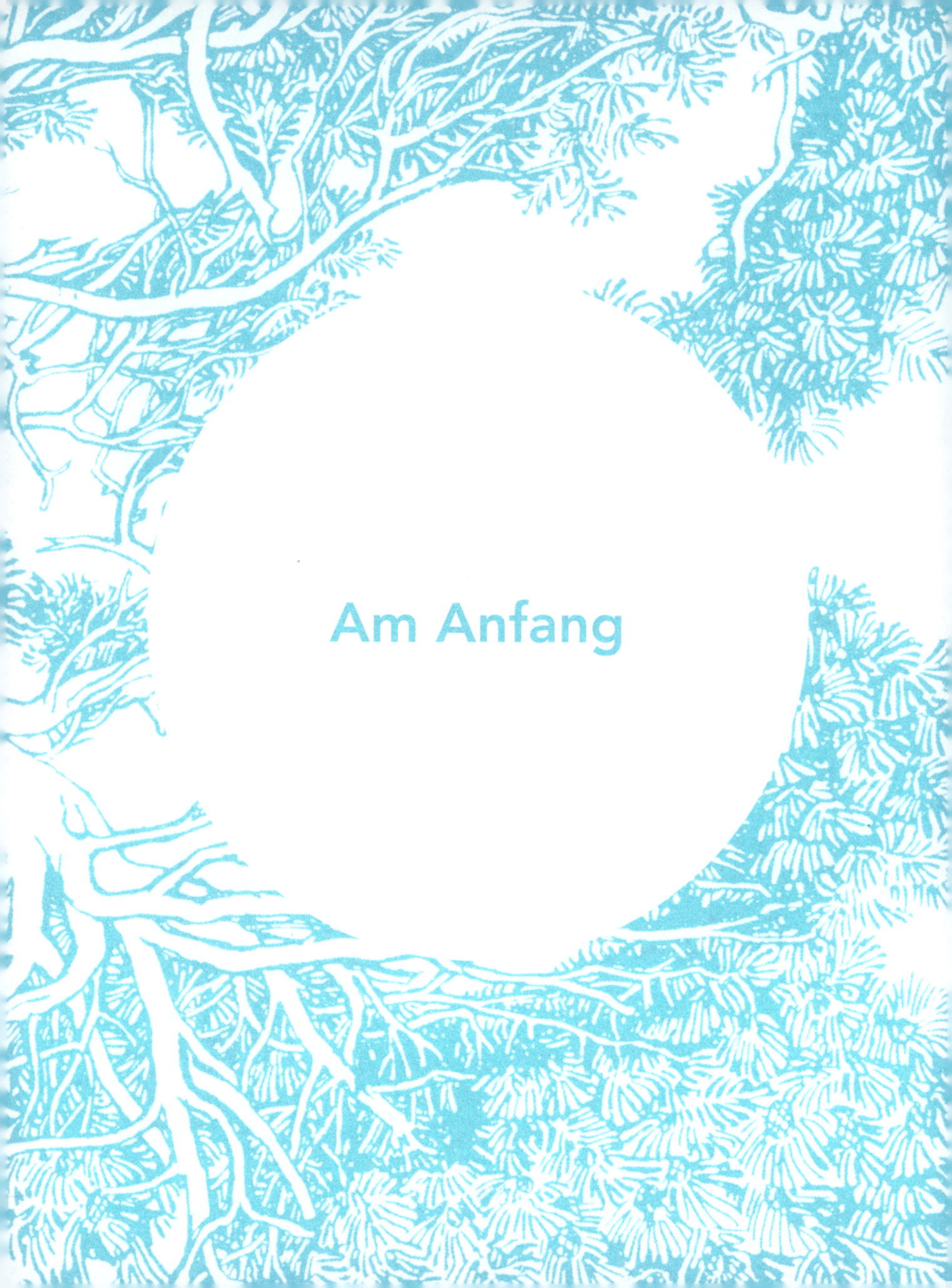

Sechs Gleitschirmflieger
kreisen wie Adler über
mächtigen Wirbeln
aufsteigender Luft. Weit
unten staunt eine Schar
Kinder mit offenem Mund,
während die riesigen
Paraglider über ihren Köpfen
geräuschlos abtauchen
und rauschend wieder
aufsteigen.

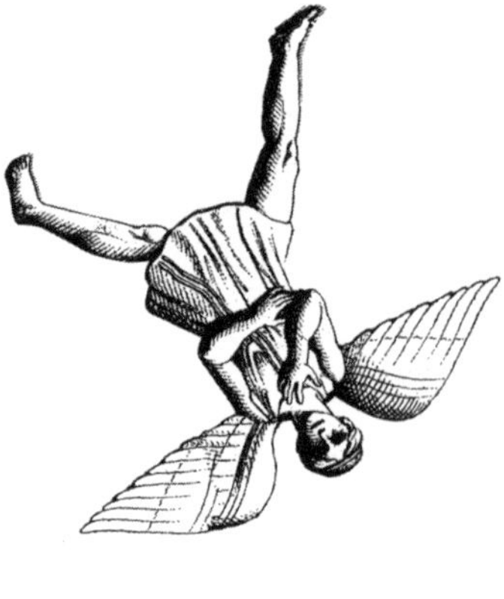

Doch mit einem Mal läuft etwas aus dem Ruder.

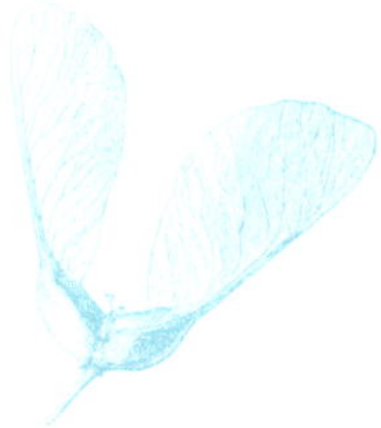

Einer der Paraglider wird von einer heftigen Windböe erfasst, die sein Gleitsegel umstülpt. Der Pilot beginnt sich zu drehen und trudelt wie ein Ahornsamen in Spiralen hinab zur Erde.

Nach einer Ewigkeit kracht der junge Mann mit voller Wucht in den Abhang. Er liegt auf dem Boden, mit dem Gesicht nach unten. Gebrochen.

Aber er lebt. Einen Augenblick ist er still, benommen. Dann schreit er qualvoll auf. Es wird mindestens eine halbe Stunde dauern, bis die Rettungskräfte kommen. Und eine weitere Stunde, bis er endlich im Krankenhaus ist.

Während er allein daliegt, weiß er, dass er auf keinen Fall das Bewusstsein verlieren darf, weil er sonst vielleicht nie wieder aufwacht. Also zwingt er sich zu atmen.

Langsam. Tief. Mit allergrößter Willensanstrengung zerrt er seine Aufmerksamkeit von seinem geschundenen Körper weg und richtet sie auf den Atem. Ein. Aus.

Zentimeter für Zentimeter geht der Schmerz zurück. Bis er, endlich, in einen Zustand ruhiger Gelassenheit gelangt.

Reiner Achtsamkeit.

Der junge Mann, der mit seinem Paraglider abstürzte, war ich.

Einatmen,
ausatmen –
das hat mir
das Leben
gerettet.

Jahrtausende lang haben Menschen die Kunst des Atmens angewandt, um ähnlich tiefgreifende Wirkungen in Geist und Körper zu erzielen.

Manche nutzten sie, um chronischen Schmerz zu lindern. Weitaus mehr Menschen half das Atmen gegen Angst, Stress und Depressionen. Einige behaupten, es habe ihnen spirituelle Erleuchtung gebracht.

Ich bin allerdings so spirituell
wie ein Ziegelstein …

… drum nutze ich
die Kunst des Atmens,
um die bittersüße
Schönheit des
alltäglichen
Lebens zu
würdigen.

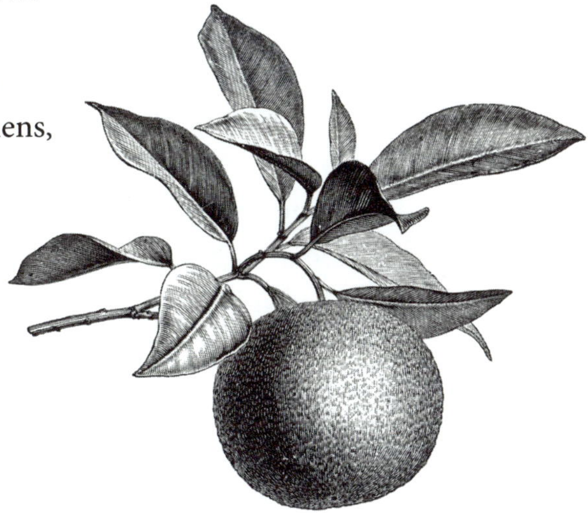

Unser Atem ist unser größter Schatz. Er ist auf natürliche Weise meditativ und immer bei uns. Er spiegelt unsere stärksten Emotionen wider und erlaubt uns, diese entweder zu besänftigen oder nutzbar zu machen. Er gibt uns das Gefühl, stabil und heil zu sein und die vollständige Kontrolle über unser Leben zu haben. Dabei erdet er uns im gegenwärtigen Moment, klärt unseren Geist und rüttelt unsere Instinkte wach.

Die Kunst des Atmens stärkt die Fähigkeit zu staunen, weckt Ehrfurcht und Neugier – und das sind genau die Grundlagen für ein glücklicheres und sinnerfüllteres Leben.

Sie schenkt uns den Mut, uns selbst mit all unseren Fehlern und Mängeln anzunehmen. Uns mit jener Freundlichkeit, Empathie und dem Mitgefühl zu begegnen, derer und dessen wir zutiefst bedürfen. Sie hilft uns, den Blick nach außen zu richten und die Welt zu umarmen.

Wenn wir die
Kunst des Atmens
beherrschen,
werden wir endlich
Frieden mit uns
selbst und der Welt
schließen.

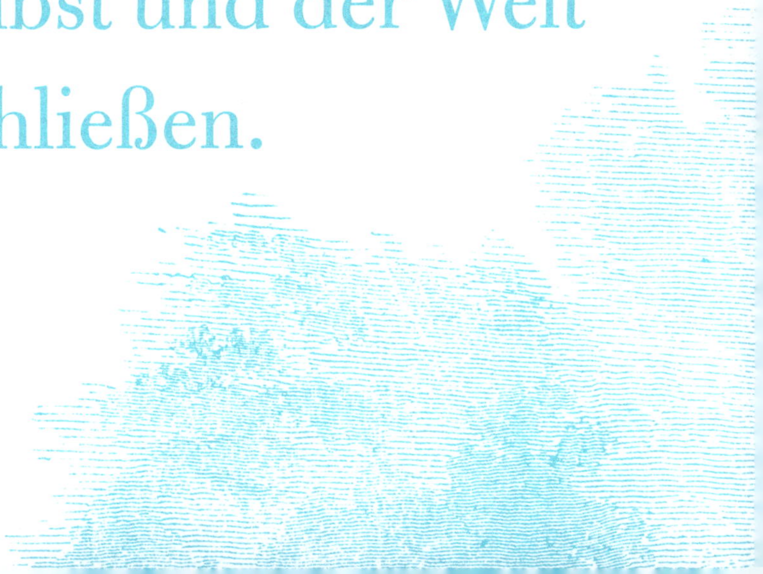

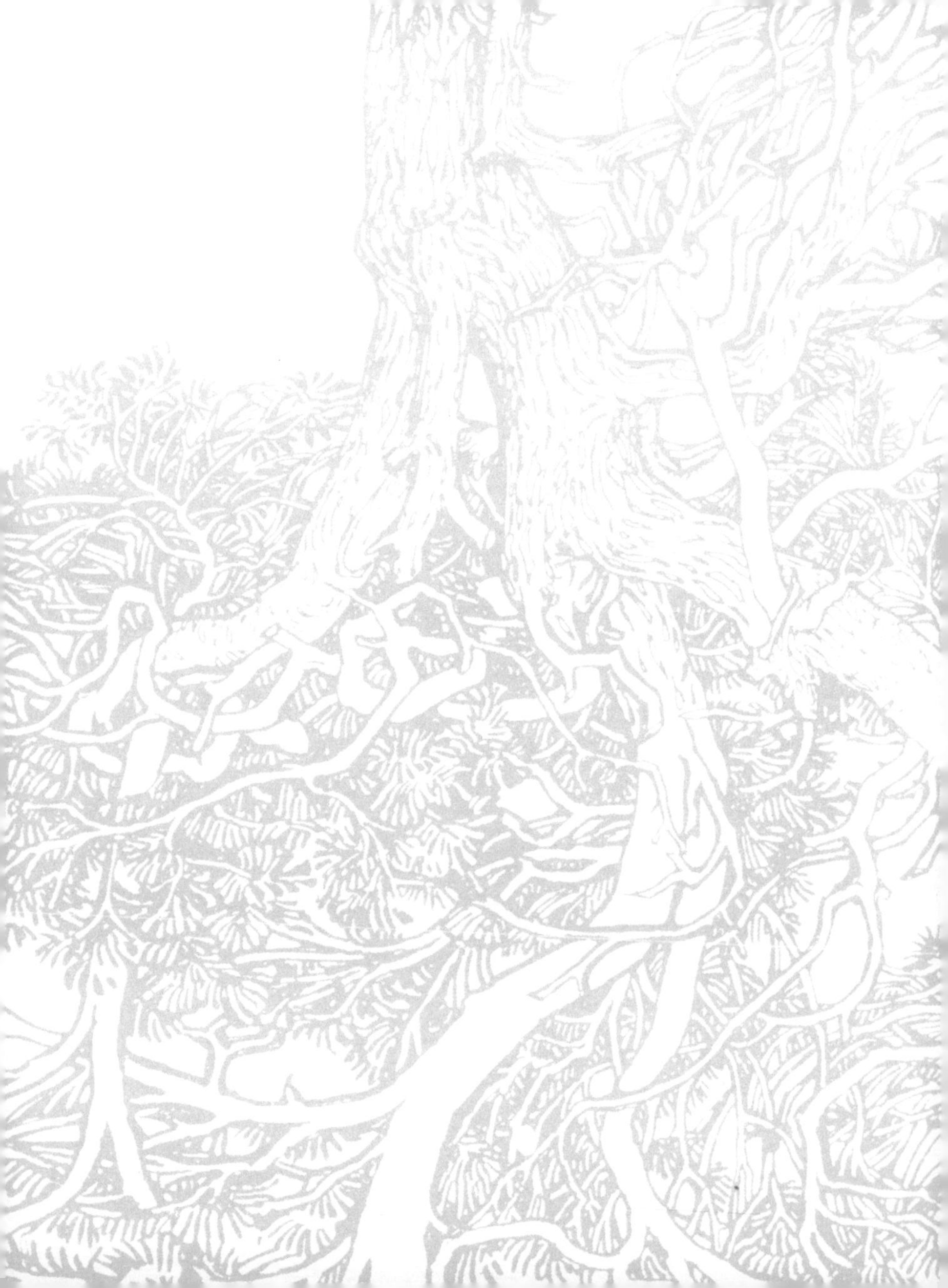

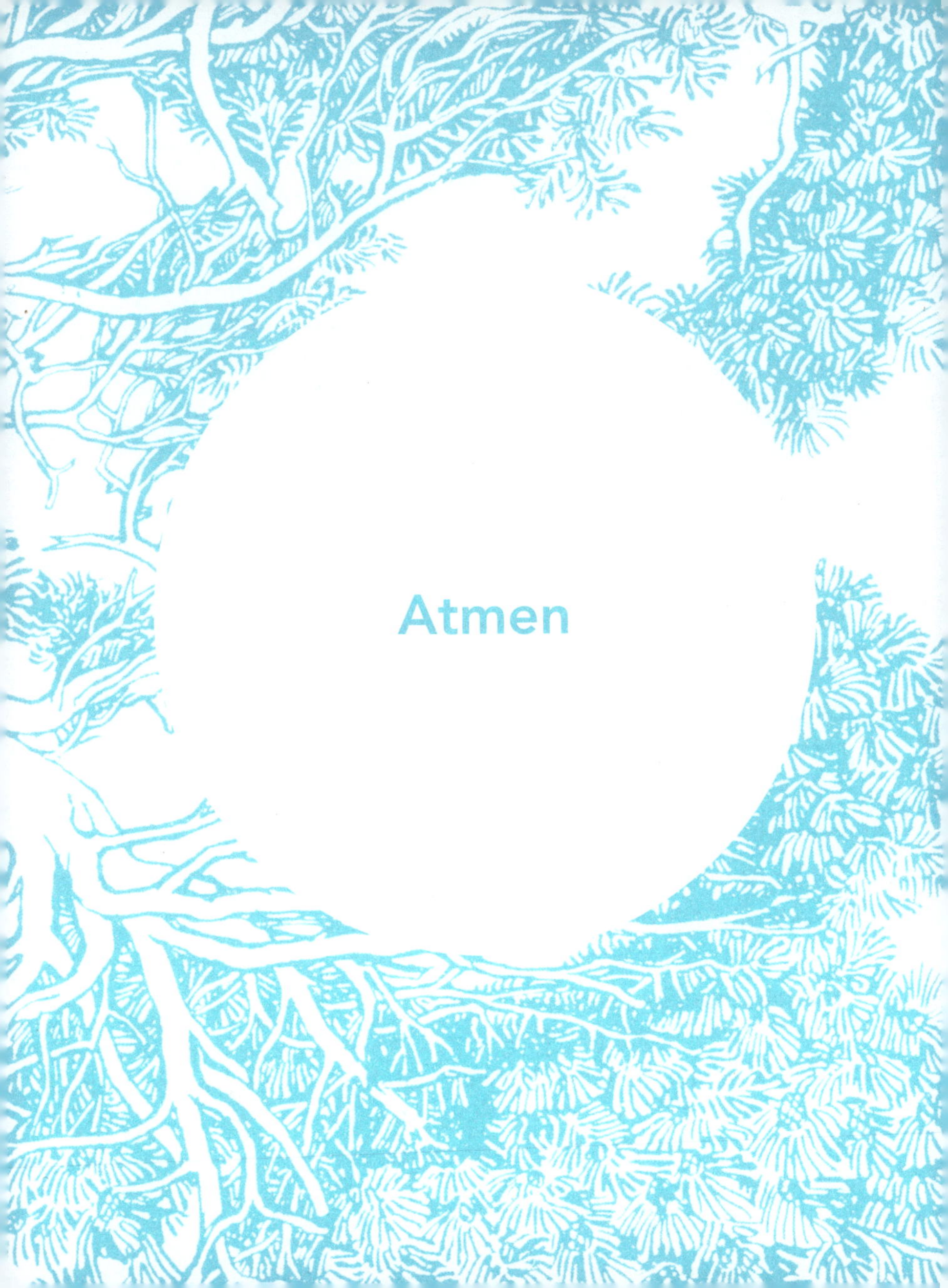

Atmen

Alles beginnt mit dem allerersten Atemzug …

Direkt nach unserer Geburt begannen sich – zunächst noch kaum wahrnehmbar, aber dann immer schwungvoller – unsere winzigen Lungen auszudehnen. In die Arme unserer Mutter eingekuschelt, begannen wir zu lernen, wie man atmet. Das war nicht leicht. Der Atem eines Babys hat keinen gleichmäßigen Rhythmus. Babys atmen nur, wenn es nötig ist, und dazwischen sind erschreckend lange Atempausen.

Als aus den Wochen Monate wurden, fand unsere Atmung zu ihrem ganz eigenen natürlichen Rhythmus. Doch selbst jetzt können wir den Atemrhythmus eines anderen Menschen übernehmen.

Die Atemzüge von Liebenden sind ineinander verschlungen. Menschenmengen atmen im Einklang. Selbst die Atmung unserer Haustiere kann sich mit der unseren verbinden.

Niemand von uns ist für sich allein.

Obwohl es sich beharrlicherweise so anfühlt.

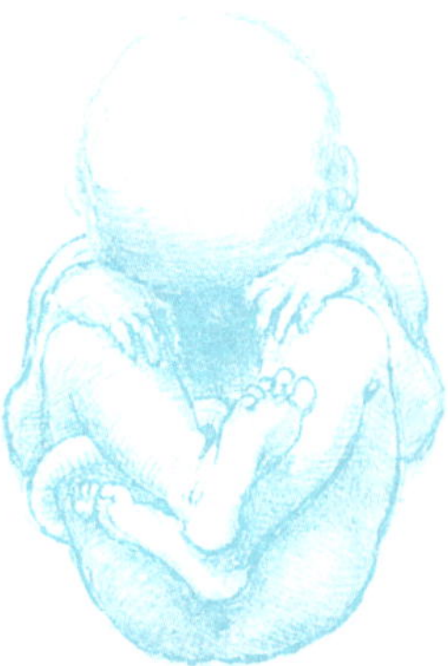

»Solange du atmest, ist bei dir mehr in Ordnung als in Unordnung.« – Jon Kabat-Zinn

Wir atmen
22 000 Mal
am Tag.
Wie viele dieser
Atemzüge
nimmst du
bewusst wahr?

Das Atmen nicht vergessen

Die Tatsache, dass wir atmen, ist etwas so Alltägliches, so Banales, dass uns ihre wahre Bedeutung leicht entgeht.

Lege dich flach auf den Boden, mit einem Kissen unter dem Kopf. Lege die Hände auf deinen Bauch. Spüre, wie sich deine Hände heben und wieder senken, während du einatmest … und ausatmest.

Während der Atem kommt und geht, heben und senken sich die Bauchorgane um vier bis fünf Zentimeter. Dadurch werden Sauerstoff und nährstoffreiche Flüssigkeiten durch das Lymphsystem gepumpt und Giftstoffe ausgeschwemmt. Die physische Bewegung des Atems im Körper massiert zugleich die Leber, Nieren, Eingeweide und Wirbelgelenke – ja, im Grunde genommen alles –, sodass diese gesund und geschmeidig bleiben.

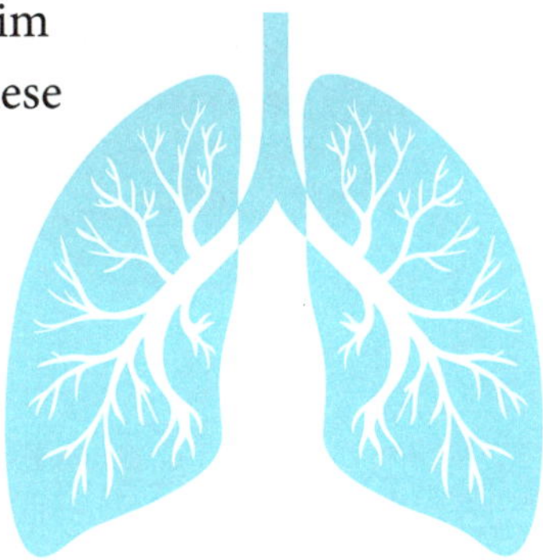

Atem ist Leben …

… auf unzähligen Ebenen.

Unser Atem spiegelt unsere Emotionen wider und verstärkt sie.

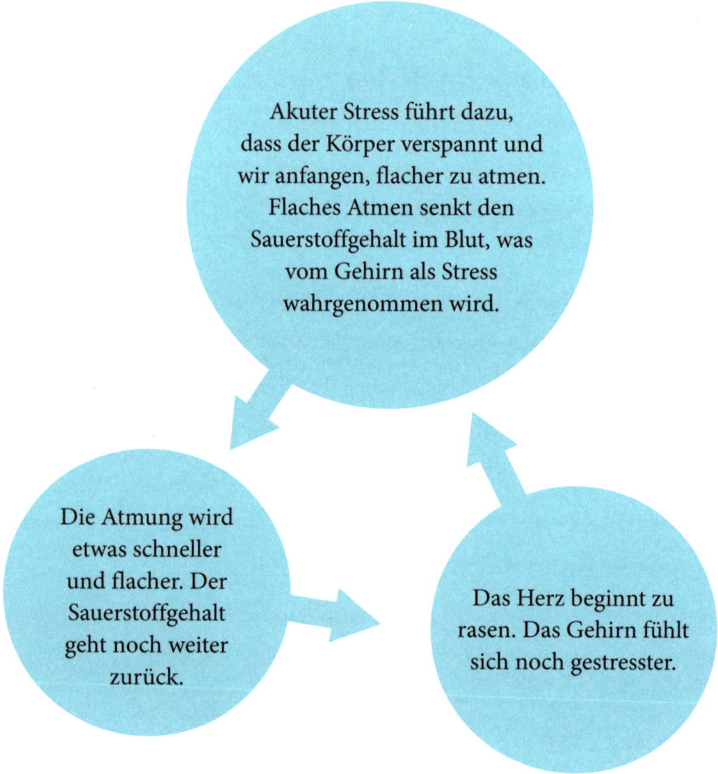

Es ist ein Teufelskreis.

Doch es gibt eine Alternative …

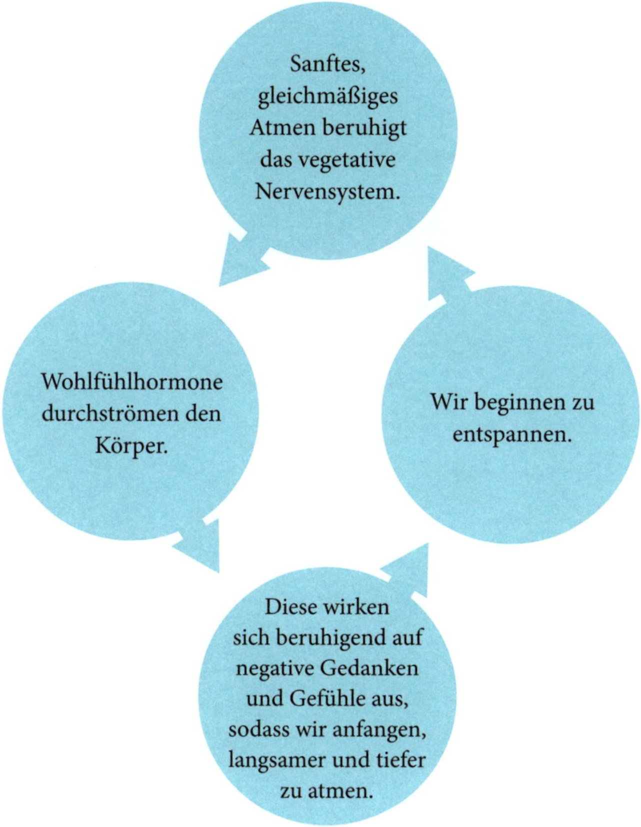

Es ist ein Engelskreis.

Atme EIN

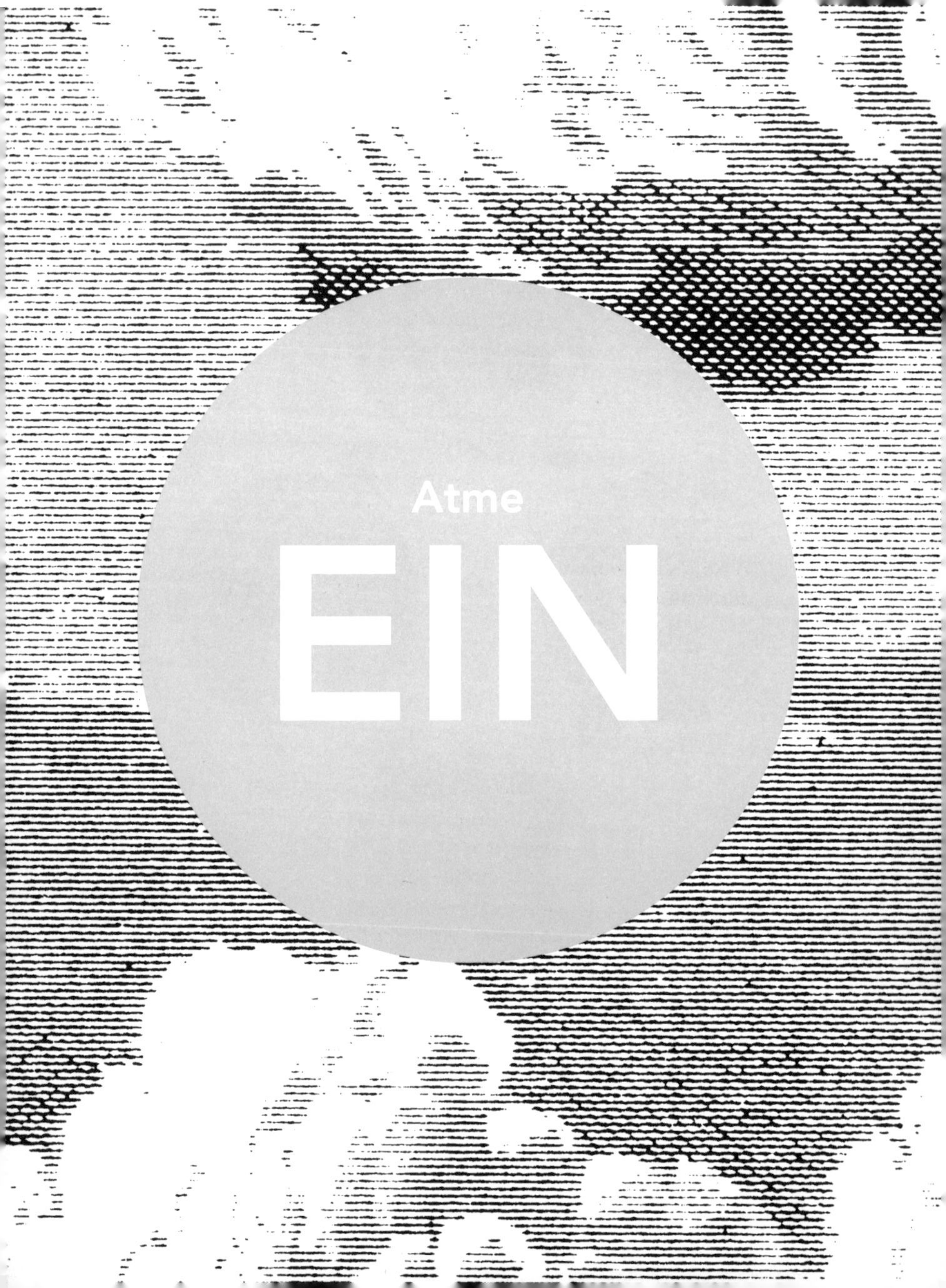

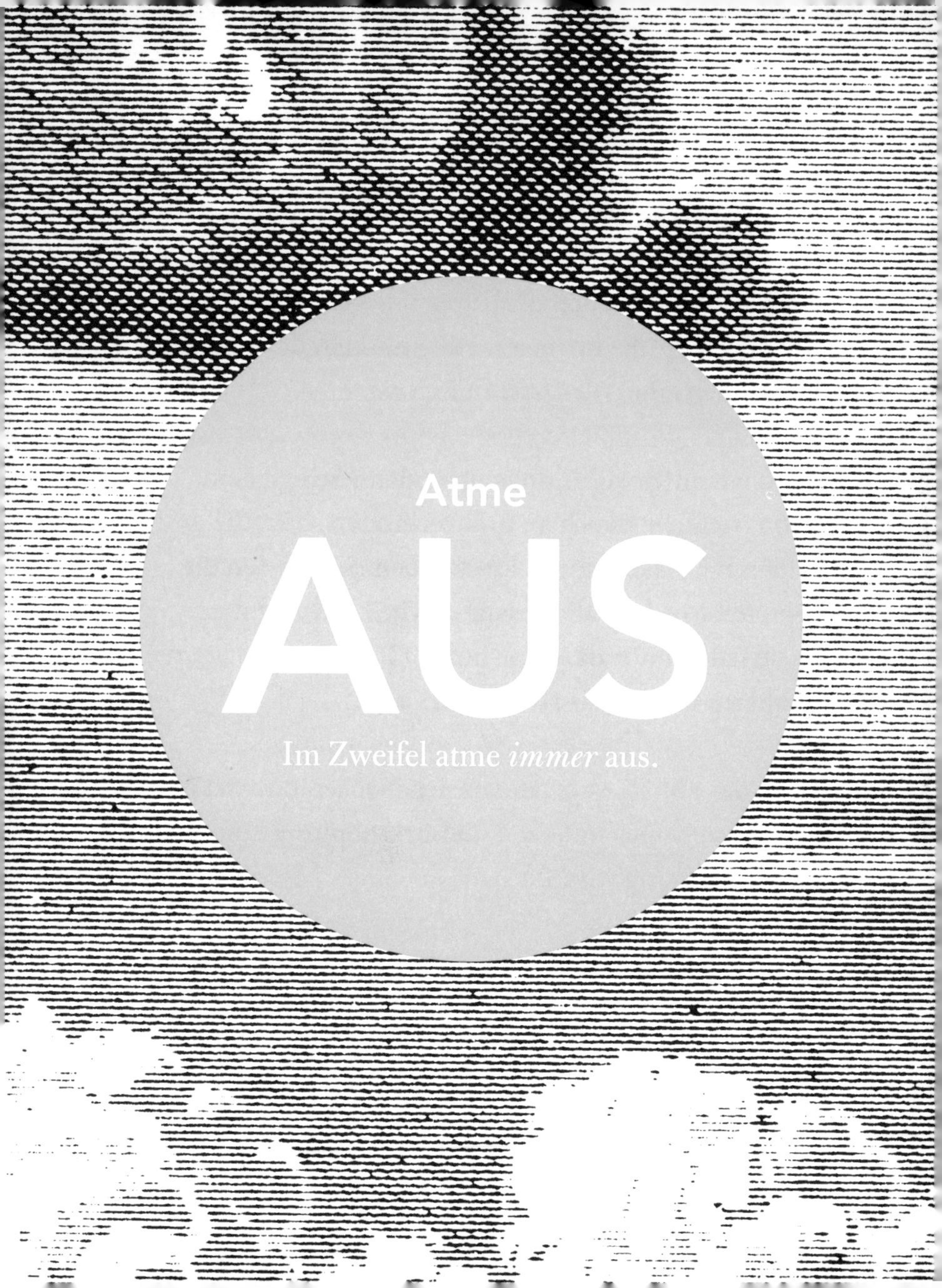

Atme

AUS

Im Zweifel atme *immer* aus.

Die meisten von uns atmen nicht richtig.

Unsere Atmung wird ermöglicht durch die großen, starken Muskeln des Zwerchfells, des Bauches und der Muskeln, die zwischen den Rippen liegen. Unterstützt wird sie durch die kleineren Hilfsmuskeln des Nackens, der Schultern und der oberen Rippen.

Wenn wir aufgewühlt, ängstlich oder gestresst sind, spannt sich der Bauch an und verhindert, dass die großen primären Muskeln ihren Job machen. So müssen die kleineren Muskeln die gesamte Arbeit übernehmen. Da sie jedoch nur dazu da sind, 20 Prozent der Last zu schultern, werden sie strapaziert.

Wenn das anhält, verspannen sich Nacken und Schultern, es kann zu Kopfschmerzen und Erschöpfung kommen, und die Atmung wird flacher.

Dabei ist es so leicht, man muss nur atmen …

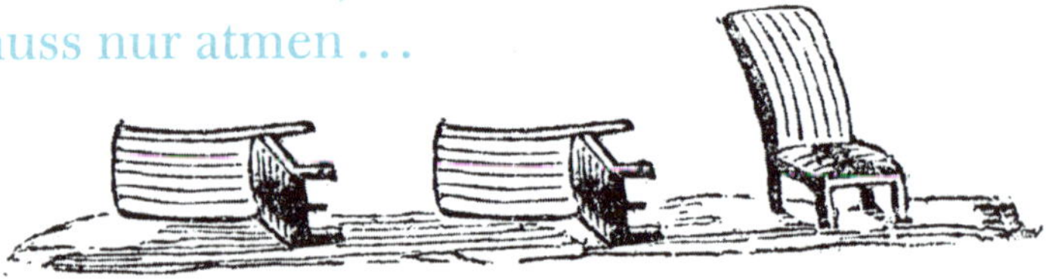

Um richtig zu atmen, musst du deinen Atem loslassen. Gib dich achtsam seinem ganz natürlichen Rhythmus hin. Spüre, wie die Luft in deinen Körper ein- und ausströmt.

Spüre, wie sich deine Schultern lockern und entkrampfen. Schließe die Augen (wenn du magst), und spüre den Boden unter deinen Füßen.

Wenn du dich ängstlich, verzweifelt, unglücklich oder erschöpft fühlst, fange an, ganz bewusst ein- und auszuatmen.

Atme in aller Ruhe tief ein und zähle dabei innerlich langsam bis 5. Halte einen Moment inne. Dann atme aus, während du langsam bis 7 zählst.

Du kannst die Geschwindigkeit des Zählens variieren, um deinen ganz eigenen Atemrhythmus zu finden.

Wiederhole diese Atmung auf 5 und 7 so lange, bis du dich geerdeter, mehr im Einklang mit dir selbst und handlungsfähiger fühlst. Kehre so oft du willst zu dieser Atmung zurück.

EINS

ZWEI

EIN

VIER

DREI

FÜNF

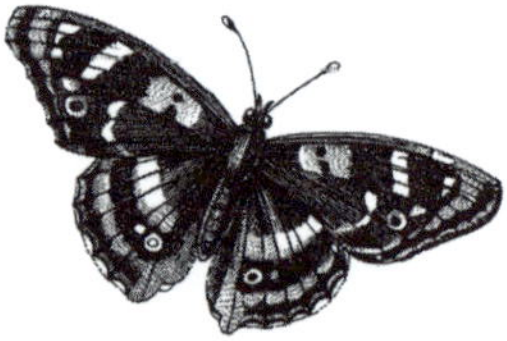

AUS

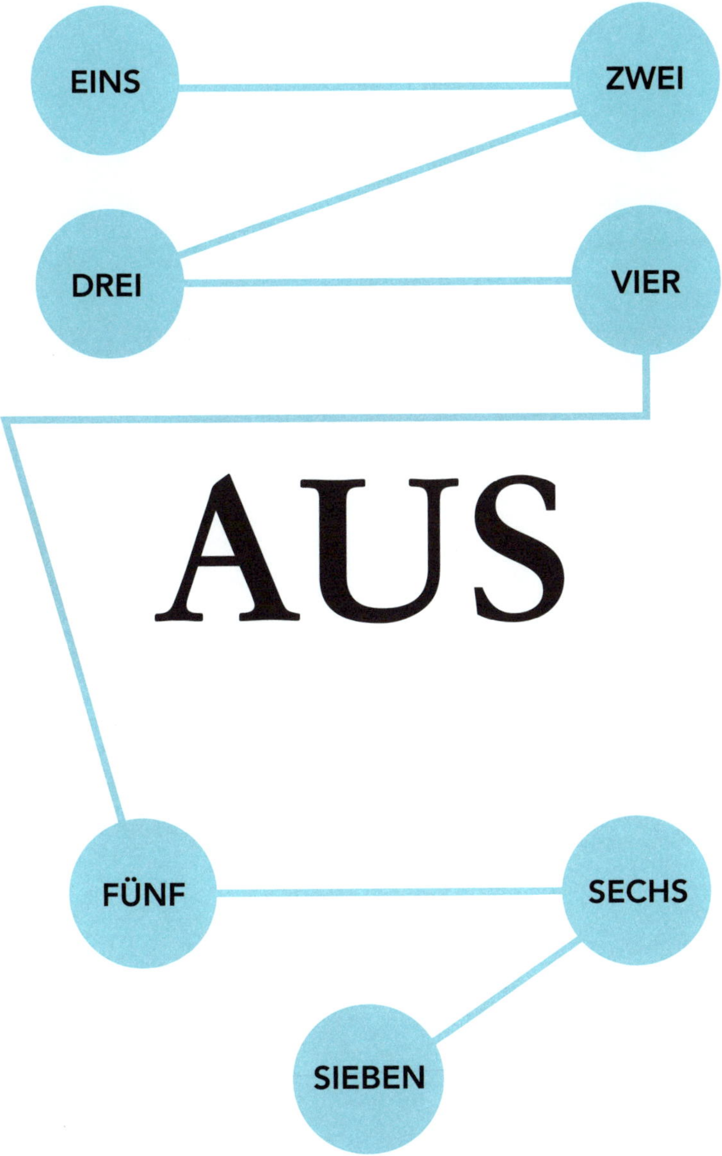

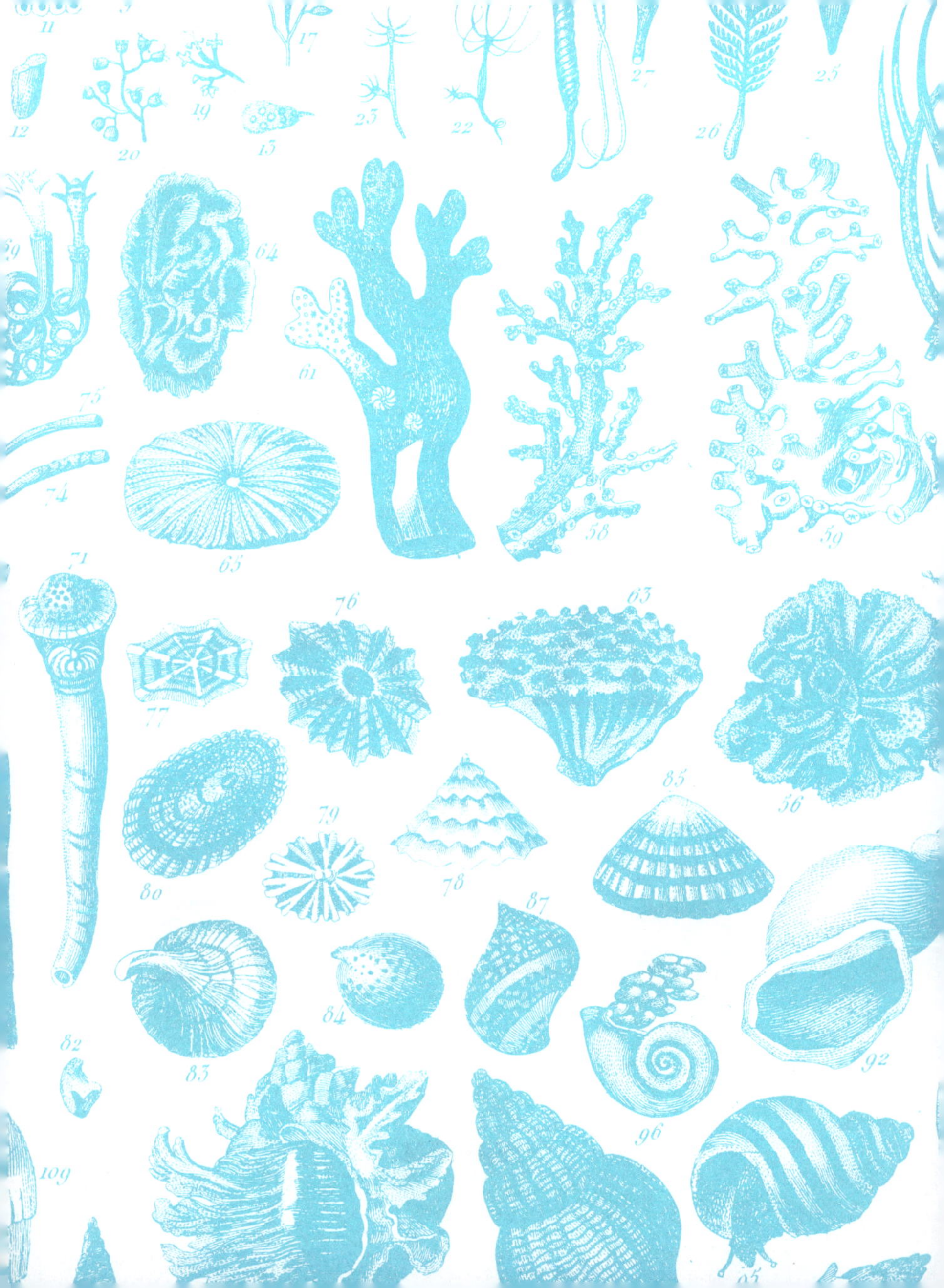
11
17
12
20
19
13
23
22
27
26
25
64
61
75
74
65
58
59
71
76
63
77
56
80
79
78
85
87
84
83
82
92
96
109

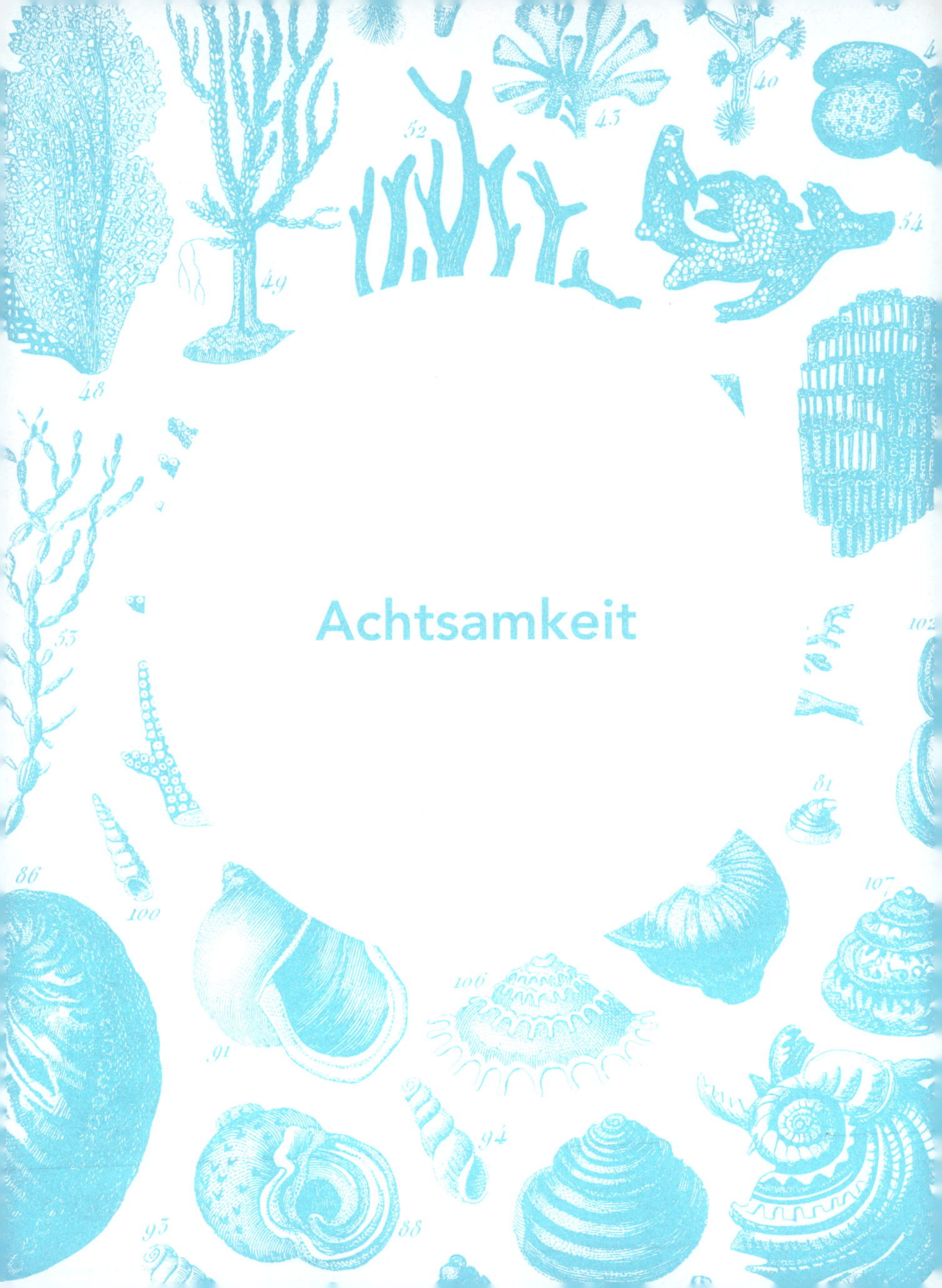

Achtsamkeit

Die Kunst des Atmens besteht darin, auf ganz bestimmte Weise der Atmung Aufmerksamkeit zu schenken. Das ist das Geheimnis der Achtsamkeit und so alt wie die Meditation selbst. Die Grundlagen kannst du in nur wenigen Minuten erlernen …

… die Kunst des Atmens zu beherrschen, dauert jedoch um einiges länger.

Atemmeditationen sind ganz einfach, aber die Menschen machen sie oft schwer und kompliziert.

Erstens, im Lotussitz zu meditieren ist höchst unbequem. Du kannst aber nicht meditieren, wenn du nicht bequem sitzt. Atme tief ein …

… und frage dich, warum der Stuhl erfunden wurde.

Zweitens, du brauchst keine Ausrüstung, Mantras, Räucherstäbchen, ausgefallene Glocken, irgendeine App – und noch nicht einmal einen stillen Raum.

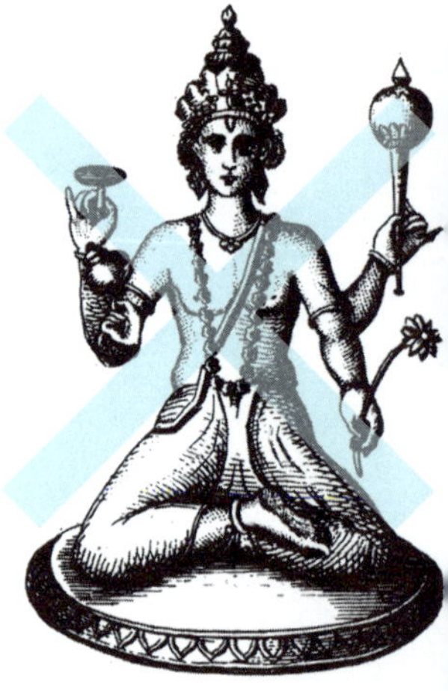

Tatsächlich ist alles, was du brauchst:

ein Stuhl
deinen Körper
etwas Luft
deinen Geist
Das ist alles.

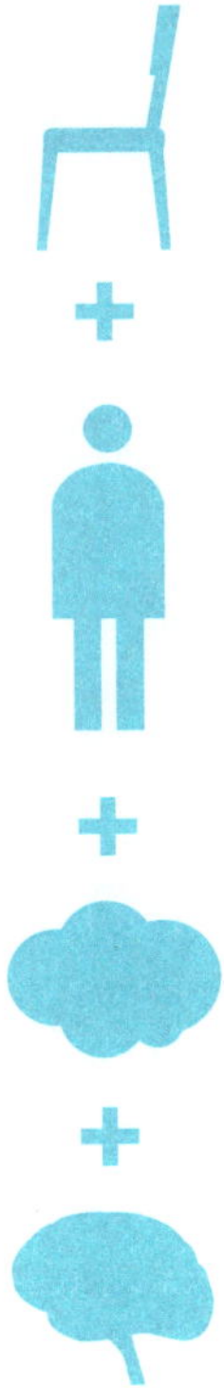

ATEM-MEDITATION

Setze dich auf einen Stuhl mit gerader Lehne. Stelle die Füße flach auf den Boden, die Wirbelsäule hält dabei 2 bis 3 Zentimeter Abstand von der Stuhllehne. Mache es dir bequem, der Rücken ist entspannt, aber gerade aufgerichtet. Die Hände liegen ganz locker im Schoß.

Schließe die Augen.

Richte die
Aufmerksamkeit auf das
Ein- und Ausströmen deines
Atems. Spüre genau hin, wie es sich
anfühlt, wenn die Luft durch deinen
Mund oder deine Nase in die
Lungen strömt. Spüre, wie sich
Brust und Bauch heben
und senken.

Wo spürst du am meisten?
In der Nase, Kehle, Brust, im Mund,
Bauch, Schultern? Konzentriere dich
auf diese Empfindungen und
achte insbesondere darauf, wie sie zu-
und wieder abnehmen. Versuche
nicht, sie in irgendeiner Weise zu
beeinflussen, und erwarte auch
nicht, dass etwas Besonderes
passiert.

Wenn deine Gedanken abschweifen, bring sie zur Atmung zurück. Gehe freundlich mit dir um. Gedanken schweifen ab. Das tun sie eben. Zu merken, dass die Gedanken abgeschweift sind und sie dann wieder zum Atem zurückzubringen – genau das ist Meditation. Es ist ein kleiner Moment der Achtsamkeit.

Irgendwann wird dein Geist vielleicht für eine kurze Weile ruhig sein, oder aber er ist angefüllt mit Gedanken oder Gefühlen wie Wut, Stress oder Liebe. Diese währen möglicherweise nur kurz. Betrachte sie als Wolken am Himmel, sieh einfach zu, wie sie vorbeiziehen. Versuche nichts zu verändern. Kehre sanft immer wieder von Neuem mit Aufmerksamkeit zu den Empfindungen beim Atmen zurück.

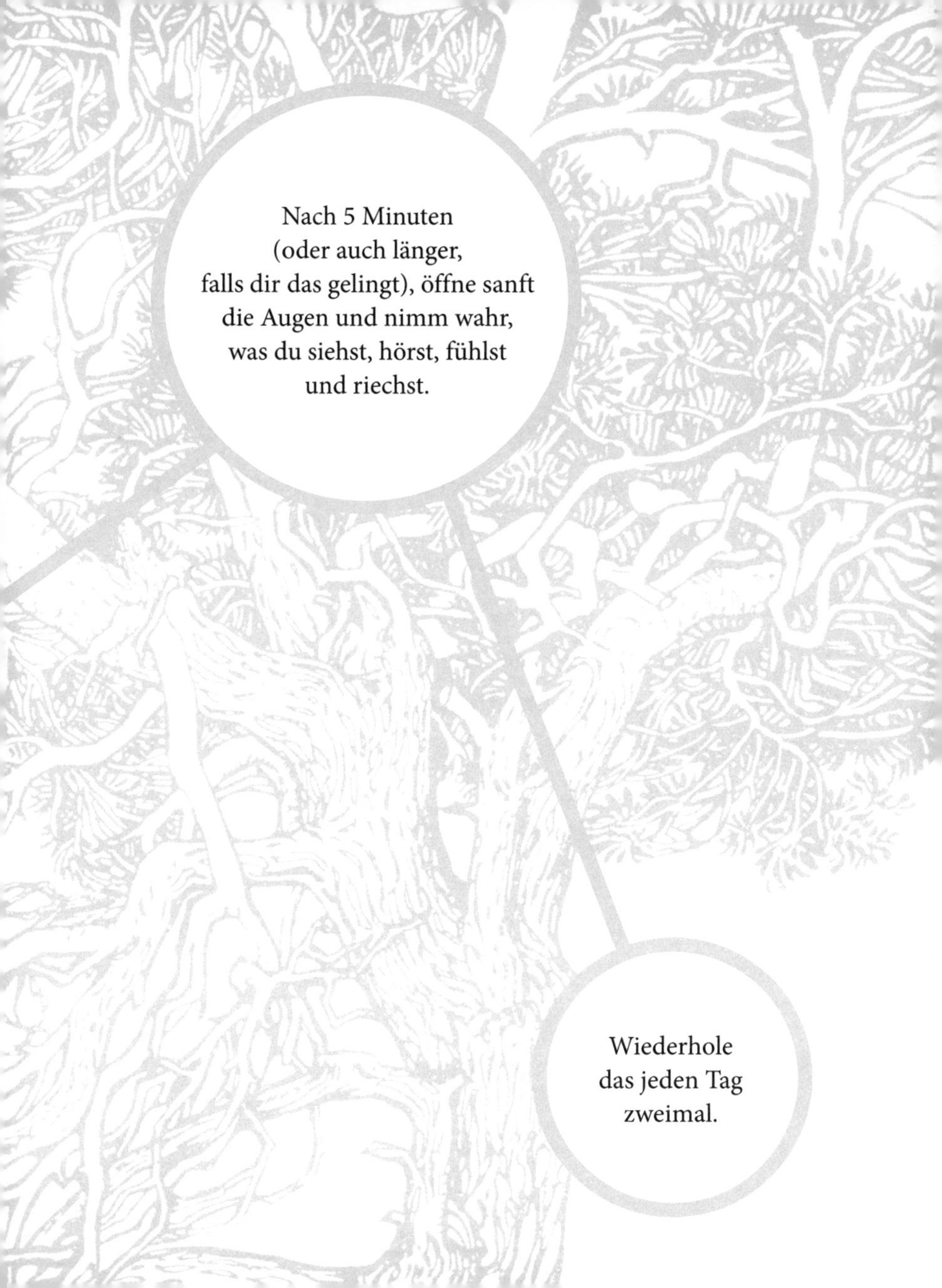

Nach 5 Minuten
(oder auch länger,
falls dir das gelingt), öffne sanft
die Augen und nimm wahr,
was du siehst, hörst, fühlst
und riechst.

Wiederhole
das jeden Tag
zweimal.

Ein Mensch, dessen Gedanken nicht abschweifen, meditiert nicht.

Warst du unruhig, empfandest du es als unbequem? Hast du hier und da ein Stechen oder einen Schmerz gespürt? Vielleicht gab es eine endlos lange Liste an Dingen, die ABSOLUT SOFORT erledigt werden mussten.

Vielleicht schwankte deine Energie auch unkontrolliert hin und her. Im einen Moment schäumtest du förmlich vor Begeisterung, dann plötzlich … warst du erschöpft.

Und dann die starken Emotionen, die dich fortrissen – die Frustrationen und Enttäuschungen, wenn du wieder einmal feststellen musstest, dass deine Gedanken von der Atmung abgeschweift waren.

Wahrscheinlich dachtest du, dein Geist sei so chaotisch, dass du es nie schaffen würdest, dich länger als ein paar Sekunden zu konzentrieren. Was für ein Schlamassel …

Das ist ganz normal.

Es ist deine erste Stunde.

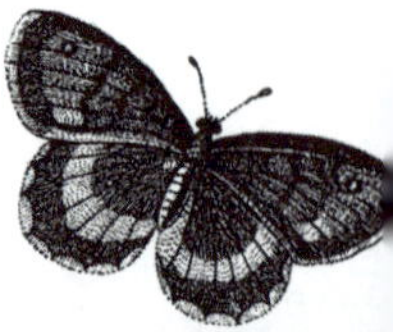

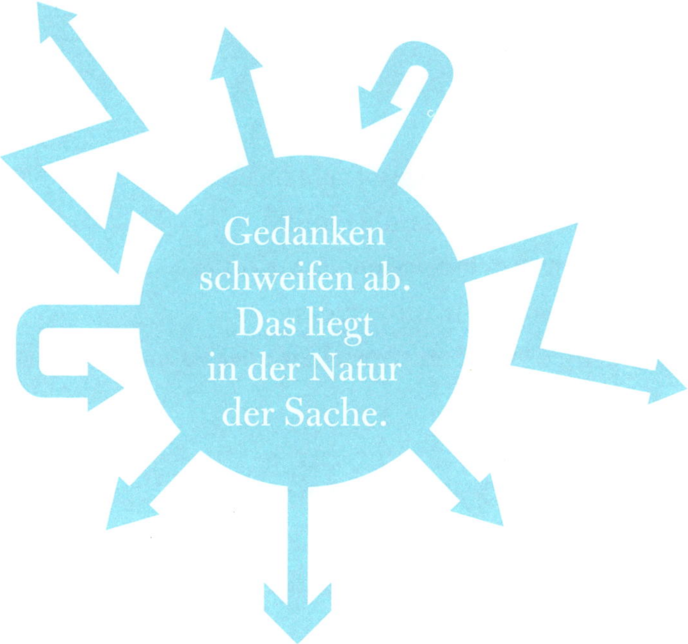

Das bringt uns zum Leitprinzip
der Achtsamkeit:
Du kannst nicht scheitern. Zu merken,
dass deine Gedanken von der Atmung
abgeschweift waren, *ist* bereits die Meditation.

*Sie besteht in diesem einen Moment
der Achtsamkeit.*

Achtsamkeit ist
volle, bewusste Aufmerksamkeit.

Es bedeutet, ganz bewusst achtzugeben, welche Gedanken, Gefühle und Emotionen durch deinen Geist, Körper und Atem strömen, ohne dies in irgendeiner Weise zu beurteilen oder zu kritisieren.

Es bedeutet, sich all dessen bewusst zu sein, was im gegenwärtigen Augenblick geschieht, ohne der Vergangenheit verhaftet zu sein oder sich um die Zukunft zu sorgen.

Es bedeutet, *im* Moment zu leben, nicht *für* den Moment.

Achtsamkeit ist
keine Religion.

Auch bedeutet
es nicht, dass du
aussteigst oder
dich von der Welt
absonderst.

Es geht darum, sich
zu verbinden und das
Leben in all seiner
chaotischen Schönheit
zu umarmen – mit
all den Fehlern und
Macken, die du eben
mitbringst.

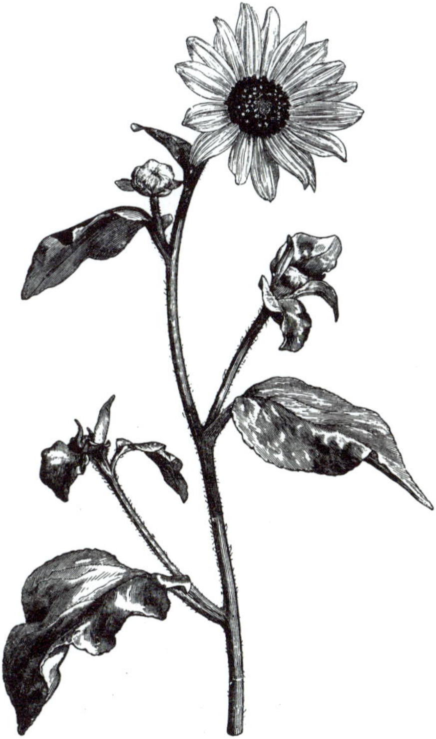

Ziel der Achtsamkeit ist nicht, dass du absichtlich die Gedanken aus deinem Geist verbannst.

Es geht darum zu verstehen, wie der Geist funktioniert. Zu sehen, wie er sich (ohne dass du es merkst) verknotet und so Angst, Stress, Unglück und Erschöpfung hervorbringt.

Achtsamkeit lehrt uns zu beobachten, wie unsere Gedanken, Gefühle und Emotionen steigen und fallen, wie Wellen in der Weite des Meeres.

Und in den ruhigen Zwischenräumen liegen Augenblicke von glasklarer Einsicht.

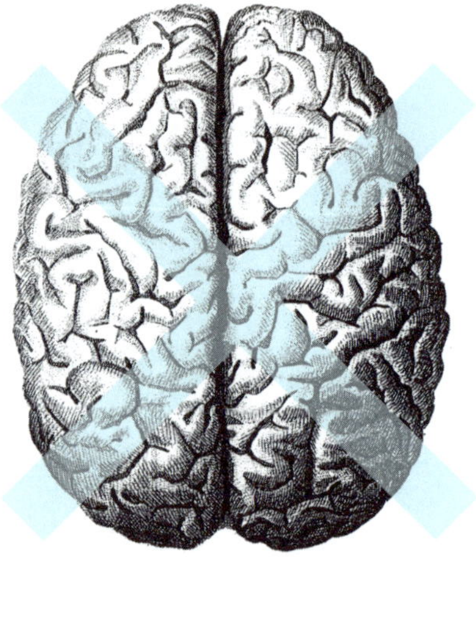

Du bist nicht deine Gedanken.
Du bist der Beobachter deiner Gedanken.

Das ist ein feiner Unterschied, den man erst durch Übung wahrnimmt.

Unsere Gedanken kommentieren laufend das Weltgeschehen; oft spiegeln sie die starken Emotionen, die durch den Geist und Körper wirbeln, wider. Manchmal sind sie wahr, manchmal sind sie einfach eine Zustandsbeschreibung, manchmal sind sie falsch.

Achtsamkeit lehrt uns, eine langfristige Perspektive einzunehmen und unsere Gedanken und Gefühle in einem umfassenderen Zusammenhang wahrzunehmen.

Und wenn wir das tun, lösen sich die Gedanken, die wir als besonders hektisch und quälend empfinden, ganz von alleine auf und lassen einen ruhigen und klaren Geist zurück.

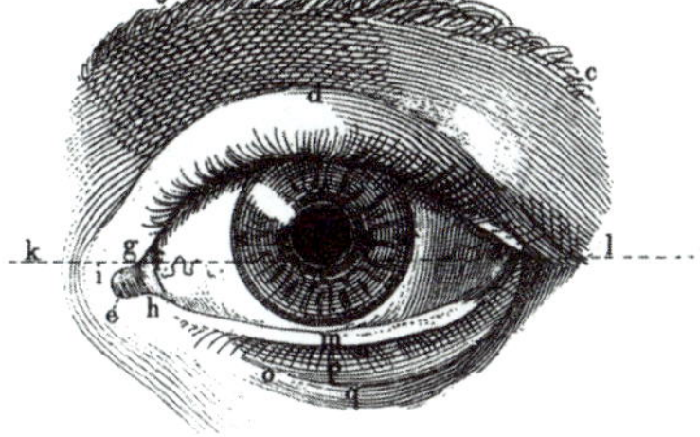

3
8
11
16
32
9
39
51
12
41
44
48
37
86
56

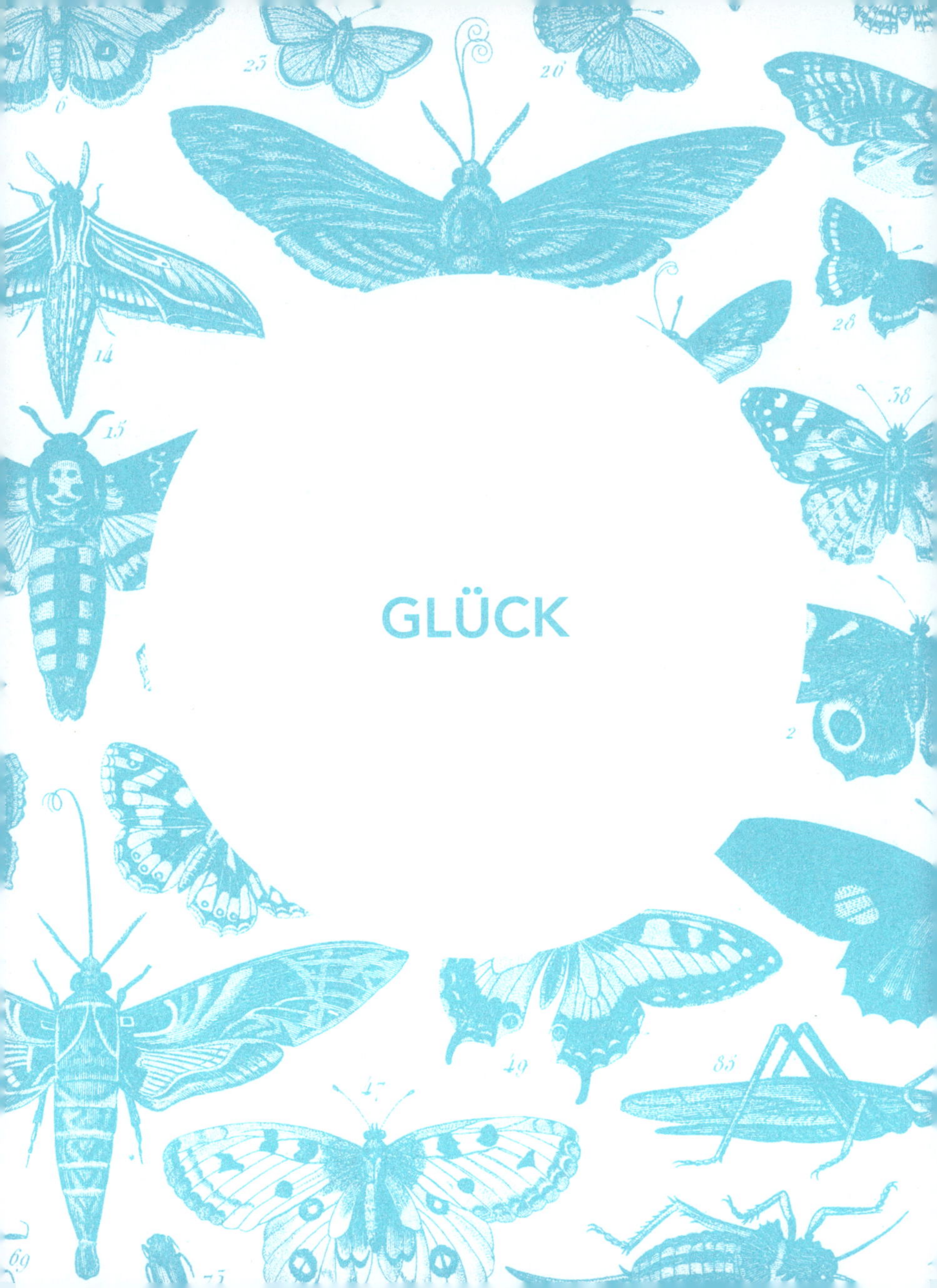

GLÜCK

Glücklichsein ist etwas Flüchtiges, Unglück hingegen hält an.

Das nennt sich »Negativitätsbias« und ist fest verknüpft mit der Art und Weise, wie wir beschaffen sind. Sie verzerrt die Wahrnehmung und führt dazu, dass die Welt uns viel rauer, düsterer und nur auf Wettbewerb ausgerichtet vorkommt, als es tatsächlich der Fall ist.

Das Leben steckt in Wirklichkeit voller Möglichkeiten und Freuden.

Die Sache ist bloß die, dass das Gehirn uns immer wieder einen Streich spielt und uns glauben macht, es verhielte sich umgekehrt. Glücklicherweise können wir mithilfe unseres Atmens die Dinge wieder in Balance bringen.

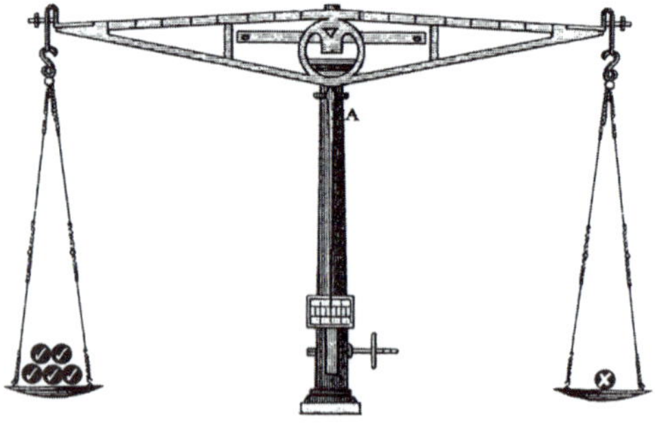

So funktioniert es:

Von Natur aus meiden wir Bedrohungen und machen Ressourcen ausfindig. Das ist eine der maßgeblichen Triebfedern der natürlichen Selektion, doch hat eine machtvolle Auswirkung: Wir fahren besser damit, Bedrohungen auszuweichen und zu überleben, und verzichten dafür auf manche Belohnung.

Unser Instinkt bestärkt uns darin, stets vom Schlimmsten auszugehen und höchst vorsichtig zu sein; in Angst zu leben und uns eher im Hintergrund zu halten.

Die Negativitätsbias sorgt dafür, dass es fünf positive Erfahrungen braucht, um eine negative Erfahrung auszugleichen, die das gleiche Ausmaß oder Gewicht hat wie jede der positiven Erfahrungen.

Das ist etwas entmutigend.

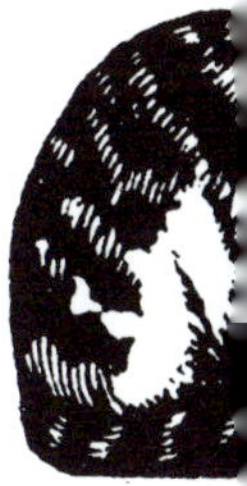

Andererseits: Der Natur ist es egal, ob wir glücklich sind, aber sie will, dass wir überleben. Das ist schließlich der Witz an der natürlichen Selektion.

Zum Glück sind wir bewusste Lebewesen. Wir können das Gleichgewicht wiederherstellen und uns ein glücklicheres und treffenderes Bild von der Welt machen.

Das verlangt uns nicht mehr ab, als uns hin und wieder mit unserem Atem zu verbinden und unterdessen die kleinen Freuden des alltäglichen Lebens wahrzunehmen: wie die Dinge um uns herum aussehen, klingen, riechen oder sich anfühlen, oder wie das, was wir essen und trinken, schmeckt.

Es bedeutet, dass wir unseren Sinnesempfindungen die ungeteilte Aufmerksamkeit schenken, und ihnen erlauben, dass sie auf natürliche Weise intensiver werden.

Und während wir das tun, rufen wir uns in Erinnerung, dass …

… die unangenehmen Dinge im Leben meistens nur halb so schlimm sind, wie es scheint.

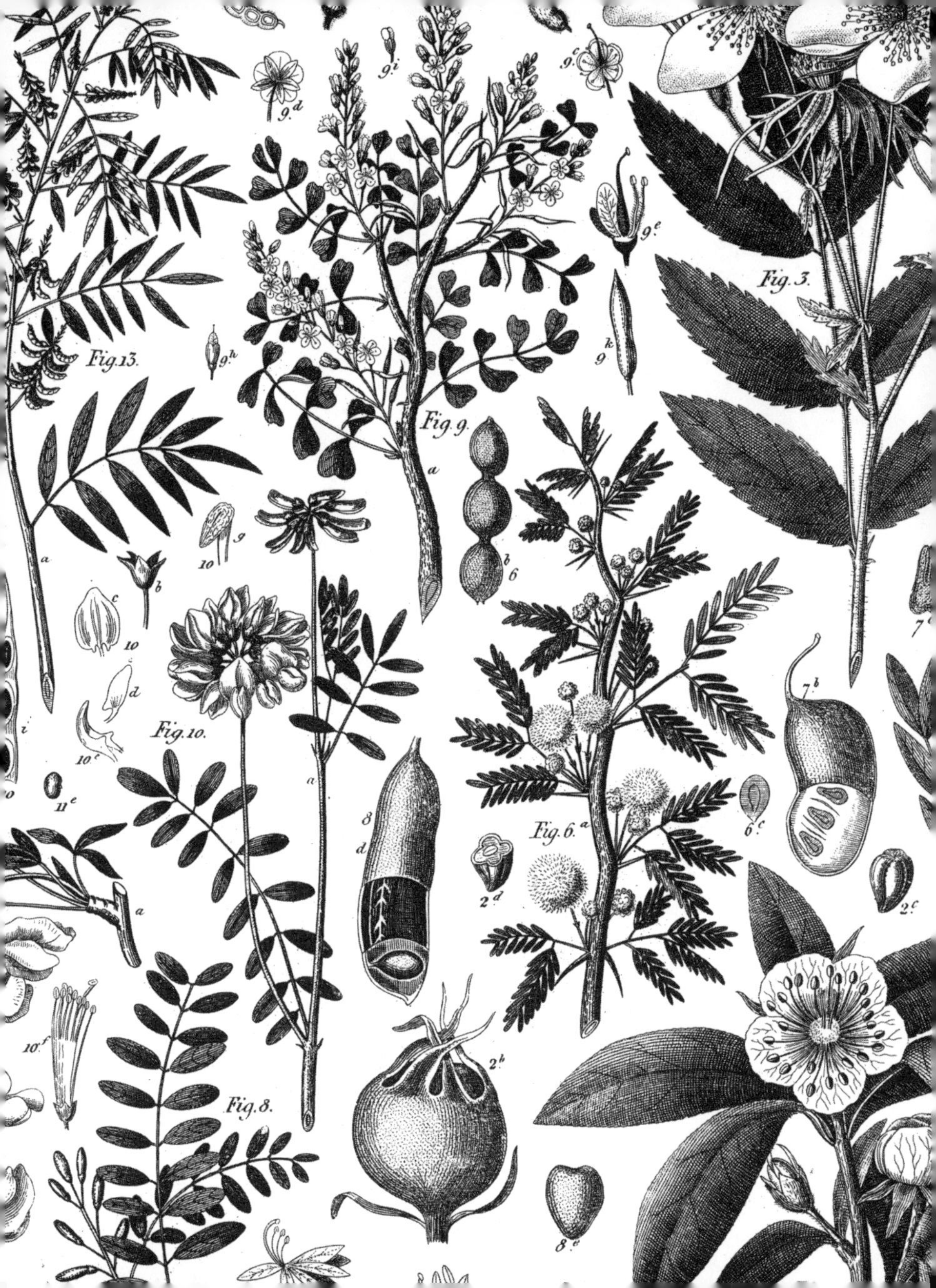
Fig. 13.
Fig. 9.
Fig. 3.
Fig. 10.
Fig. 6.
Fig. 8.

Du kannst damit anfangen, während du Obst isst.

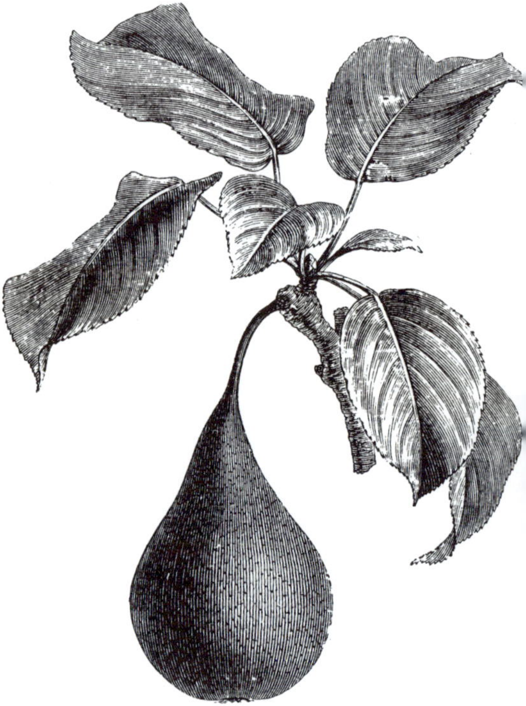

OBST-MEDITATION

Suche dir eine Obstsorte aus, die du längere Zeit nicht gegessen hast (oder noch besser: ein Obst, das du noch nie gegessen hast).

Erde dich, indem du deine Aufmerksamkeit 30 Sekunden lang auf das Kommen und Gehen deines Atems richtest.

Schaue das Obst an. Sauge mit deinen Augen alles auf, was du sehen kannst. Ist es glatt, pelzig, rau, gezackt oder glänzend?

Atme den Geruch ein.

Schäle das Obst (falls es eine Sorte ist, die man schälen muss).

Schließe deine Augen.

Beiße hinein. Wie fühlt es sich an den Zähnen an, wenn diese das Obst zerteilen? Behalte das Obst einen Augenblick im Mund, ohne zu kauen. Wie fühlt es sich an? Fest, glitschig, faserig, knusprig oder ganz weich? Was kannst du schmecken? Kannst du die unterschiedlichen Geschmacksnoten wahrnehmen? Süß, sauer, bitter, salzig? Deine Gedanken werden abschweifen. Wenn du dies bemerkst, bringe deine Aufmerksamkeit sachte ein paar Momente lang zurück zum Atem, und wende dich dann wieder dem Obst zu.

Nach einiger Zeit beginne das Obst vorsichtig zu kauen. Behalte das Zerkaute eine Zeit lang im Mund. Schlucke es. Wie fühlt sich das an? Wiederhole dies beim nächsten Bissen. Und beim übernächsten, so lange, bis du fast fertig bist.

Zerdrücke das restliche Stück Obst im Kreis links.

Wie fühlst du dich jetzt? Wie wäre es, wenn wir mit dieser Art von Aufmerksamkeit durch unseren Tag gingen? Du kannst das Konzept ausbauen und es für jegliches andere Essen oder Getränk – Suppe, Eintopf, Gemüse, Brot (oder sogar Schokolade, Tee und Kaffee) nutzen.

Fig. 9.
Fig. 8.

Neugier

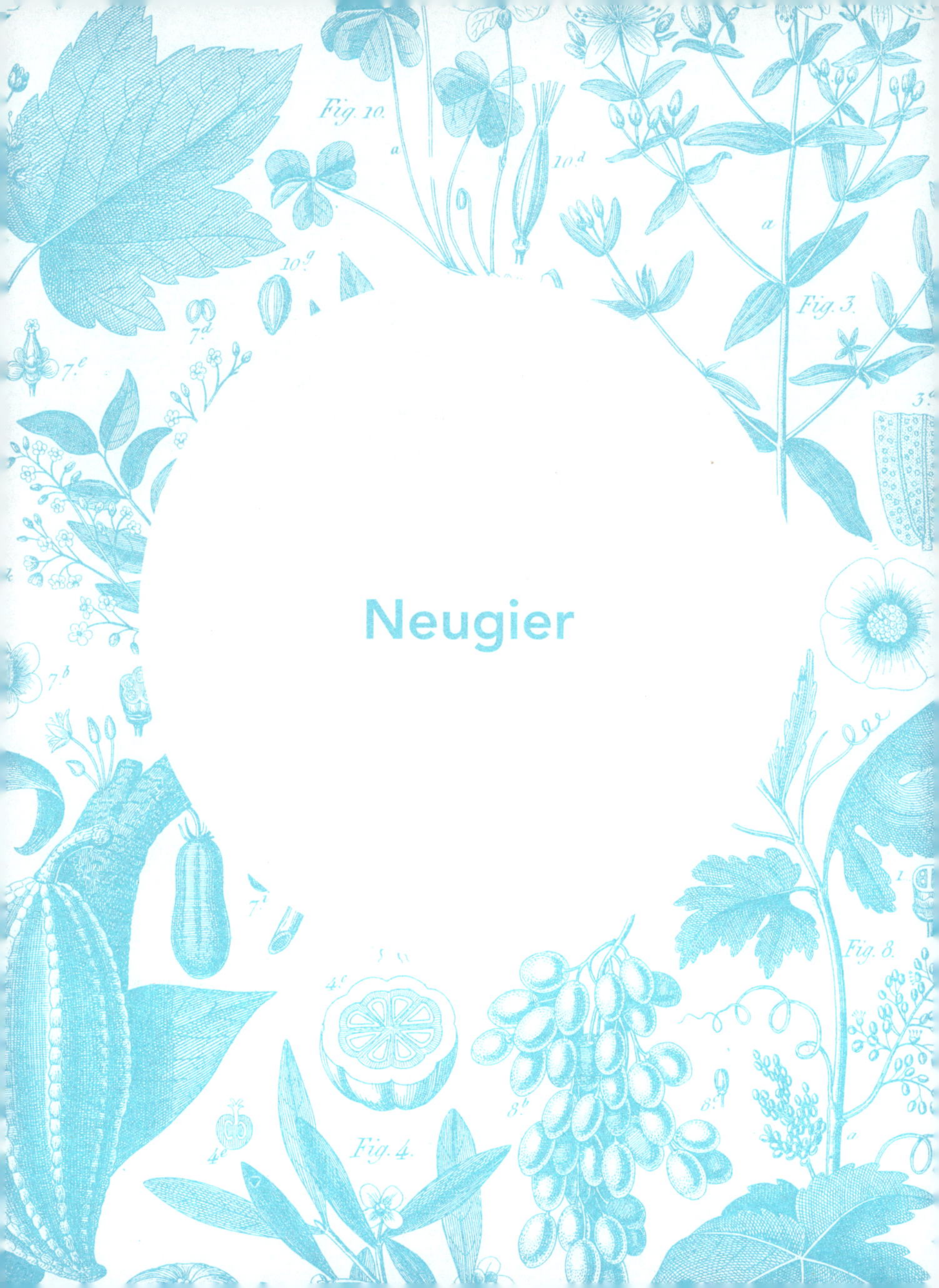

Es ist unmöglich,
im gleichen
Augenblick
unglücklich
und neugierig
zu sein.

Doch Gewohnheit zerstört die Neugier.

Und ungefähr die Hälfte unseres Lebens ist von Gewohnheiten bestimmt.

Gewohnheiten sorgen dafür, dass alles wie am Schnürchen läuft, und sie sparen Zeit und Energie, die wir für nützlichere und interessantere Dinge aufwenden können.

Doch sie können auch zu einer Falle werden … und zwar zu einer ziemlich teuflischen Falle. Gewohnheiten furchen Rillen in den Geist und sind in unserem Gehirn irgendwann tief eingegraben.

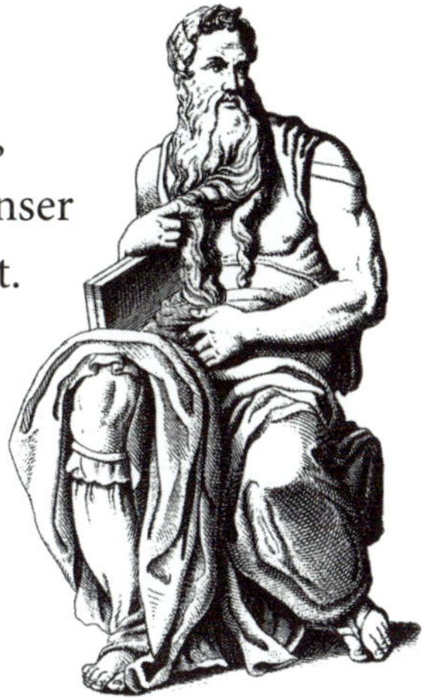

Eine Gewohnheit bedingt die nächste, und dann noch eine, bis schließlich unser Leben im Autopilot-Modus stattfindet. Wenn wir nicht gut aufpassen, werden die Gewohnheiten fast alle Bereiche unseres Lebens bestimmen, inklusive dessen, was wir gern essen, wie wir uns kleiden, welche Musik wir mögen und sogar welchen Partner wir uns aussuchen.

Gewohnheiten bestimmen, wie wir mit den Menschen um uns herum umgehen, wie wir Probleme bewältigen, wie wir auf ›neue‹ Ideen kommen, und sie prägen auch unser Verhältnis zur Welt insgesamt.

Wie Aristoteles einst sagte: »Wir sind, was wir regelmäßig tun.«
Gewohnheiten können innere Stoppschilder verstärken und bewirken, dass wir in einer negativen Einstellung verharren. Und je öfter wir uns selbst kritisieren, desto leichter verfallen wir dieser Gewohnheit beim nächsten Mal.

- Was ist denn heute mit mir los?
- Warum mache ich immer wieder so dumme Sachen?
- Warum schaffe ich es einfach nicht?
- Mein Leben ist ziemlich chaotisch.
- Ich bin fix und fertig.

Ein Gedanke löst den nächsten aus.

So klingt unser innerer Kritiker, und der verlässt uns nie.

Er ist die Stimme der Negativitätsbias. Und durch unsere Gewohnheiten sorgen wir dafür, dass diese uns begleitet.

Aber Gewohnheiten
sind keine Frage
des Schicksals,
es sei denn,
wir erlauben ihnen,
genau das zu sein.

Tatsächlich können wir sie wegatmen.

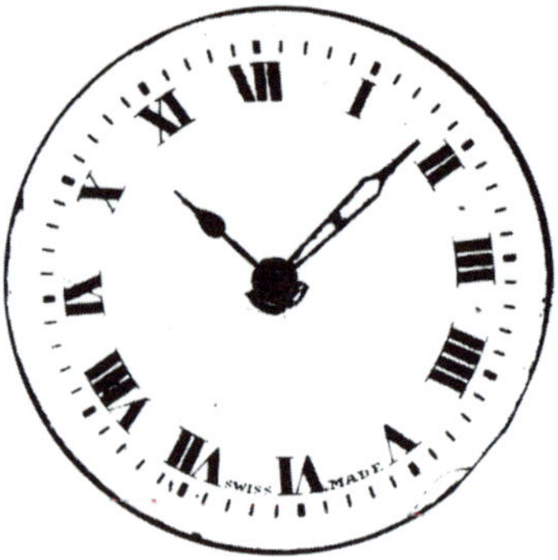

Gewohnheiten machen sich breit, wenn unser Geist anderswo ist.

Sie lösen sich auf, wenn wir unsere Aufmerksamkeit wieder bewusst auf den gegenwärtigen Moment richten. Wenn wir unsere Gewohnheiten regelmäßig beobachten, werden die neuronalen Muster, die ihnen zugrunde liegen, verkümmern. Zurück bleibt ein ruhiger, klarer und einsichtsvoller Geist.

Wenn du also merkst, dass du in die Falle einer unliebsamen Gewohnheit getappt bist oder dich von deinem inneren Kritiker in die Mangel genommen fühlst oder unter ängstlichen, belastenden, düsteren oder anderweitig negativen Gedanken leidest …

… dann tu etwas, was diese so richtig hassen werden:

Atme ein paar Mal langsam und behutsam ein und aus. Spüre den Boden unter deinen Füßen …

Atemraum-MEDITATION

Gib dir etwas Raum zum Atmen … Nimm deine gewohnte Meditationshaltung ein (du kannst auch stehen, wenn dir das lieber ist). Schließe sanft die Augen.

Schritt 1: Ankommen

Nimm zunächst wahr, was um dich herum geschieht. Mach dir den Raum bewusst, der dich umgibt. Spüre den Boden unter deinen Füßen.

Was geht in diesem Moment in deinem Geist und Körper vor? Wandere innerlich kurz mit der Aufmerksamkeit durch deinen Körper. Welche Empfindungen spürst du am deutlichsten? Versuche nicht, irgendetwas zu verändern, sondern nimm einfach deine Empfindungen wahr.

Beginne nun, auf die Emotionen zu achten, die deinen Geist und Körper durchströmen. Versuche nichts zu verändern, achte darauf, wie sie anschwellen und abebben.

Welche Gedanken sind da? Versuche nichts zu verändern. Einfach beobachten. Denke daran, dass Gedanken keine Tatsachen sind.

Schritt 2: Fokussieren

Richte nun deine Aufmerksamkeit auf deinen Atem. Folge ihm über die gesamte Länge der Ein- und der Ausatmung, zirka 30 Sekunden lang. Jedes Mal, wenn die Gedanken abschweifen, bringe dein Bewusstsein wieder sanft zur Atmung zurück.

Schritt 3: Sich ausdehnen

Erweitere den Fokus deiner Aufmerksamkeit auf deinen Körper als Ganzes. Spüre zirka 30 Sekunden lang, wie dein gesamter Körper atmet. Wenn du irgendwo im Körper Spannungen oder Unwohlsein spürst, stell dir vor, dass du mit einem Gefühl der Wärme und Freundlichkeit dorthin atmest.

Dann erweitere zunehmend den Fokus deiner Aufmerksamkeit, bis sie den Raum um dich herum einschließt. Öffne sachte deine Augen.

Neugier tötet Gewohnheiten.

Was du lassen und was du tun kannst …

Gewohnheiten sind die Schäferhunde des Geistes. Befreie dich selbst, indem du deine Neugier von der Leine lässt. Setze so viel von den folgenden Anregungen um, wie du Lust hast.

Egal was du machst, tue es mit voller Bewusstheit.

Sei neugierig. Sei energiegeladen.
Sei lebendig.

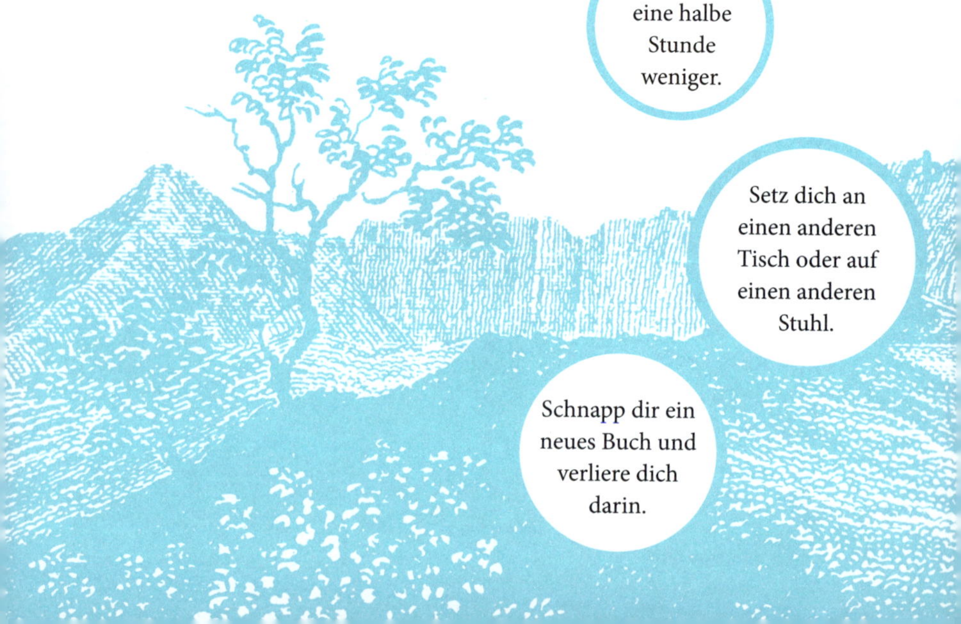

Schau eine
halbe Stunde
lang in den
Himmel.

Fahre
auf einem
anderen Weg
zur Arbeit.

Lege alle zwei
Stunden eine
kurze Pause ein
und atme.

Fahre ans Meer,
aufs Land, in die Berge
oder auch einfach nur
in einen Park in der
Nähe.

Wechsle den
Supermarkt.

Iss etwas,
das du noch
nie gegessen
hast.

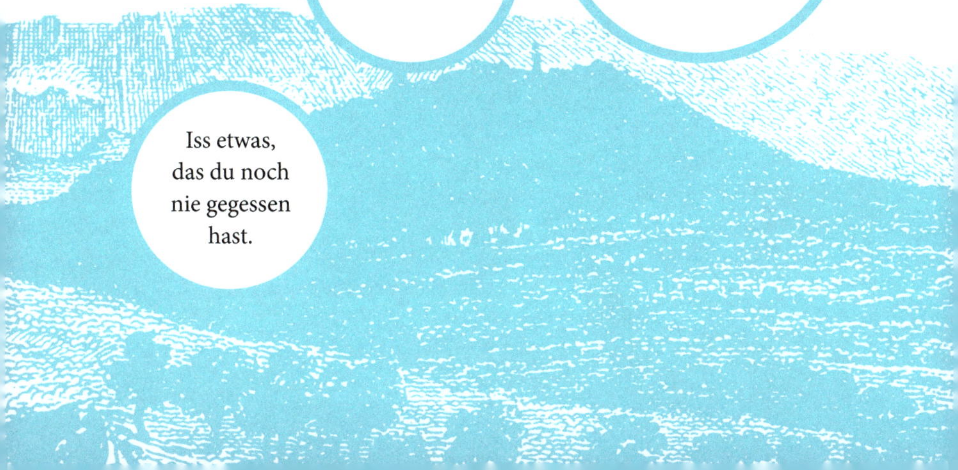

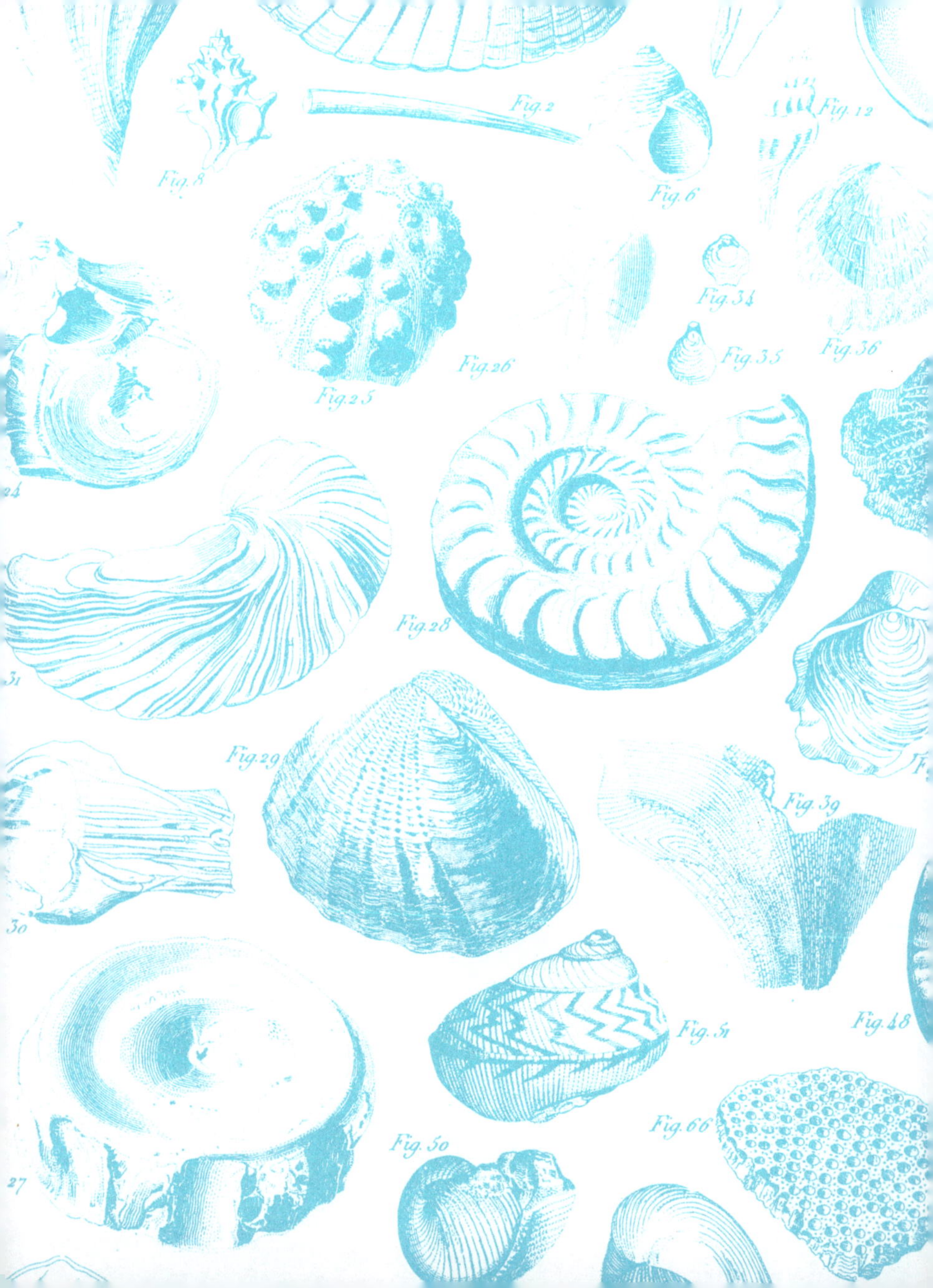
Fig. 8
Fig. 2
Fig. 6
Fig. 12
Fig. 26
Fig. 25
Fig. 34
Fig. 35
Fig. 36
24
Fig. 28
31
Fig. 29
Fig. 39
30
Fig. 51
Fig. 48
Fig. 66
Fig. 50
27

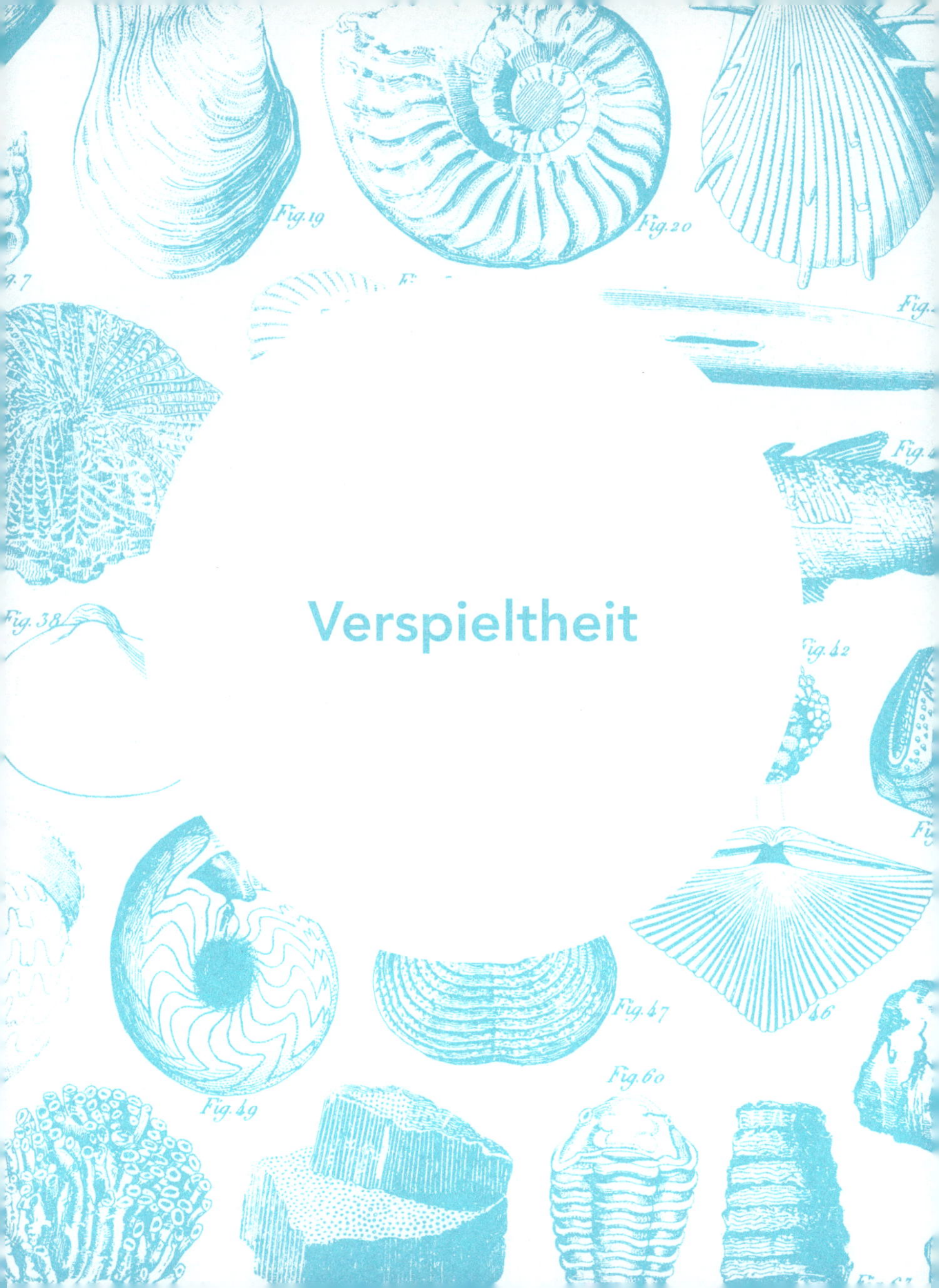

Verspieltheit

Vermutlich bist du heute 36 Minuten damit beschäftigt, dir Sorgen zu machen (das tun die meisten Menschen). Warum gehst du stattdessen nicht lieber an die frische Luft und nimmst ein paar tiefe Atemzüge?

Als Kind war die Welt für uns ein magischer Ort.
Wir gingen in den Park und sammelten Tannenzapfen und pflückten Blumen.
Vögel lösten Ehrfurcht aus, und Hunde waren mythische Tiere.

Selten kamen wir nach Hause, ohne dass unsere Taschen mit Zweigen, Steinen und anderen Fundstücken vollgestopft waren.

Wo ist diese verspielte Neugier hin?

Nirgendwohin

Sie ist schlichtweg durch Erwartungen, Beeinflussung von außen und vielleicht ein wenig Schüchternheit und Zynismus überdeckt worden.

Es ist Zeit, dass wir wieder frei atmen.

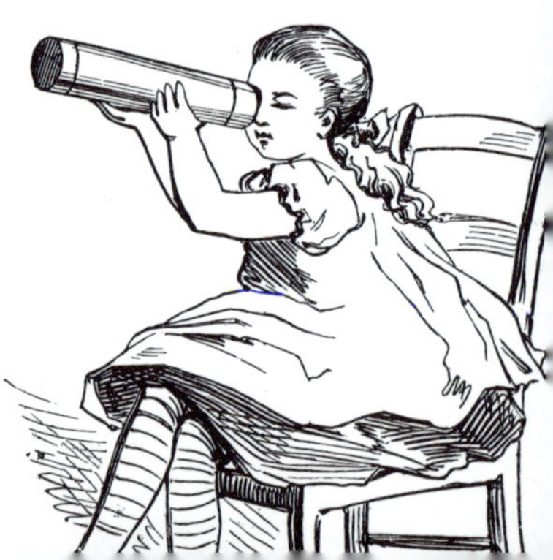

Brich
aus deinen
Gewohn-
heiten aus

Sammel-MEDITATION

Du brauchst:
einen Schuhkarton (oder etwas Ähnliches). Ein paar Büroklammern. Einen kleinen Imbiss (vielleicht bist du nicht rechtzeitig zum Kaffeetrinken zurück).
Das ist schon alles.

Schalte dein Telefon aus (schließlich willst du nicht gestört werden). Klemme dir den Schuhkarton unter den Arm und gehe nach draußen, schließe die Augen und konzentriere dich auf deine Empfindungen beim Atmen. Spüre den Boden unter deinen Füßen.

Gehe zum nächstbesten Park oder einer Stelle mit unbebautem Land. Streife ziellos umher, folge deiner Neugier.

Was zieht deine Aufmerksamkeit auf sich? Ein Blätterhaufen? Welkende Blumen? Abfall? Wenn du dich von etwas Bestimmtem angezogen fühlst, wie wirkt sich das auf deine Atmung aus? Beginnt dein Herz schneller zu schlagen? Bist du aufgeregt? Spüre hin, wie die Jahre von dir abfallen.

Wenn etwas besonders interessant aussieht, dann berühre es oder hebe es auf. Beäuge all seine Ecken und Kanten (stell dir vor, du seist ein Kind). Wie fühlt es sich an? Rau, glatt, geriffelt, weich, schleimig oder glitschig? Rieche daran, ist es frisch, muffig, erdig oder übelriechend? Nutze all deine Sinne, um das, was du findest, zu erkunden; du kannst den Dingen sogar ein wenig lauschen. (Erinnerst du dich noch an das Geräusch des Meeres in einer Muschel?)

Und los geht's mit dem Sammeln. Lege fünf Gegenstände in deinen Karton. Ganz egal was es ist, Hauptsache, diese Dinge berühren dich in irgendeiner Weise, ob es nun Zweige, Blüten, Münzen sind oder eine Chipstüte.

Du kannst es jetzt oder später tun: Breite deine Fundstücke aus. Welche Geschichte steckt in ihnen? Falls ein von Menschenhand gemachter Gegenstand dabei ist, wofür wurde er ursprünglich benutzt? Wo wurde er hergestellt? Von wem? Kannst du dir vorstellen, wie das Leben dieses Menschen aussah? Wie ist die Sache in den Park oder auf das wilde Grundstück gelangt?

Was Dinge aus der Natur betrifft: Wo sind sie gewachsen? Welchem Lebewesen hat das jeweilige Ding Nahrung, Unterkunft oder Schutz geboten? Befasse dich auf diese Weise mit jedem deiner Gegenstände und betrachte sie in einem größeren Zusammenhang.

Schließe die Augen. Atme. Stelle dir das Netz an Verbindungen vor, das uns alle miteinander verknüpft. Mensch und Natur. Natur und Mensch.

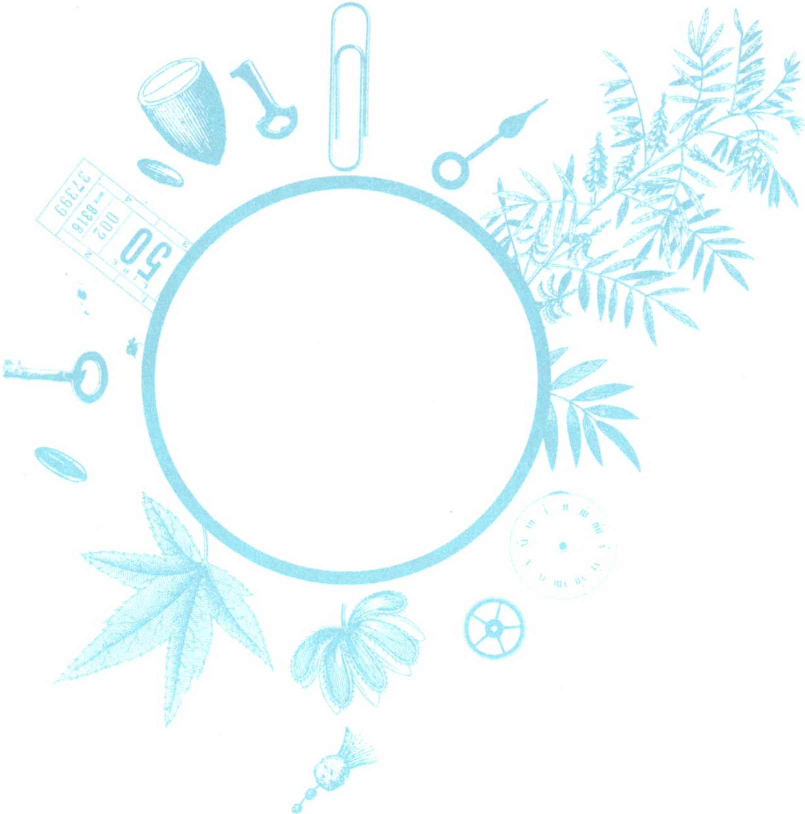

Atme. Gib deiner verspielten Seite Raum. Bleibe neugierig. Hefte etwas, das du auf deinem Beutezug gefunden hast, mit einer Büroklammer auf diese Seite. Etwa eine Blüte, einen Busfahrschein oder das Blatt eines Baumes. Du entscheidest, aber triff deine Wahl bewusst.

Fig. 9
Fig. 5
Fig. 10.
Fig. 6.
Fig. 8.

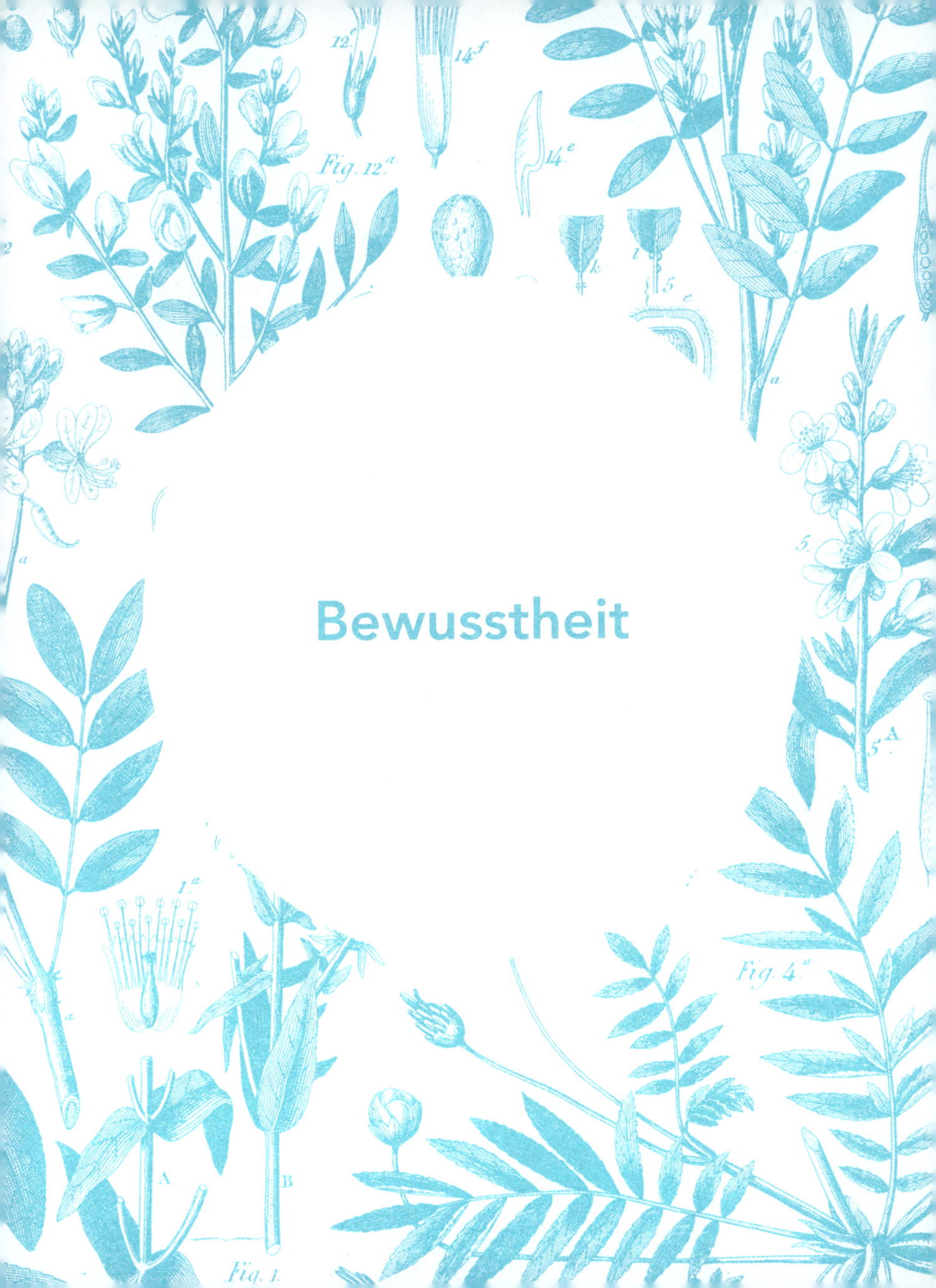

Bewusstheit

*Alles Feste löst sich in Luft auf.**

* Tut mir leid, Marx und Engels. (Die beiden wären vermutlich der Ansicht, Meditation sei eine Verschwörung zur Aufrechterhaltung des Kapitalismus. Ist sie aber nicht – falls du dich das gefragt hast.)

Gedanken, Gefühle und Emotionen werden in gleichem Maße vom Körper hervorgebracht wie vom Gehirn. Sogar auf Logik und rationales Denken hat der Körper einen tiefgreifenden Einfluss.

Das nennt man verkörperlichtes Denken.

Es sorgt dafür, dass wir die Welt als Spiegelung unserer selbst wahrnehmen – und nicht als objektive Wirklichkeit.

Hast du Lust auf eine richtig schöne Tasse Tee?

Wenn du willst, dass jemand anderes dich mag und dir vertraut, dann gib ihm etwas Warmes zu trinken. Mitgefühl und Vertrauen sind warm.

Wenn du eine männlichere Ausstrahlung haben willst, dann gib dem anderen etwas Hartes zu halten. Das Maskuline ist hart.

Wenn du willst, dass etwas wertvoller wirkt, dann sorge dafür, dass es schwer ist. Wert hat Gewicht.

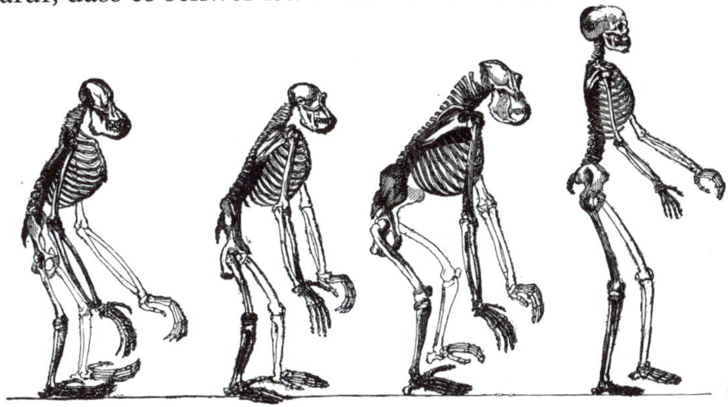

Leider kann einen das verkörperlichte Denken in Negativspiralen einschließen, die zu Angst, Stress, Unzufriedenheit und Erschöpfung führen.

Ein flüchtiger Stressmoment bewirkt Anspannung im Körper. Das Gehirn registriert diese physische Anspannung und deutet sie als Stress. Der Körper spannt sich etwas mehr an, die Atmung wird etwas flacher. Das Gehirn fühlt sich etwas gestresster.

Es ist eine Abwärtsspirale.

Das Gleiche gilt für viele andere geistige Zustände. Der Geist spiegelt sich im Körper – und der Körper im Geist. So können geistige und körperliche Zustände auf komplexe und überraschende Weise rückkoppelnd interagieren.

Wenn wir einmal darüber nachdenken, ist es überhaupt erstaunlich, dass wir so vernünftig und ausgeglichen sind, wie es gewöhnlich der Fall ist.

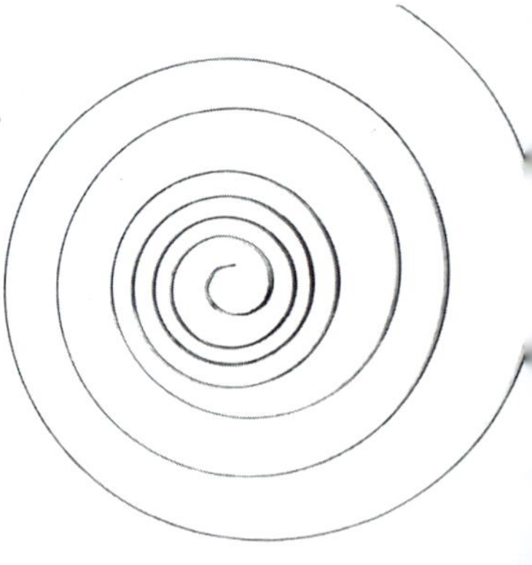

Doch zum Glück verfügen wir über dieses magisches Etwas, das sich Bewusstsein nennt.

Dadurch können wir die gegenseitige Verbundenheit zwischen Körper und Geist wahrnehmen, und es befreit uns von negativen und bloß reaktiven inneren Zuständen.

Wir können lernen zu *antworten*, statt bloß zu reagieren.

Und eine solche Bewusstheit ist stets nur einen einzigen Atemzug entfernt.

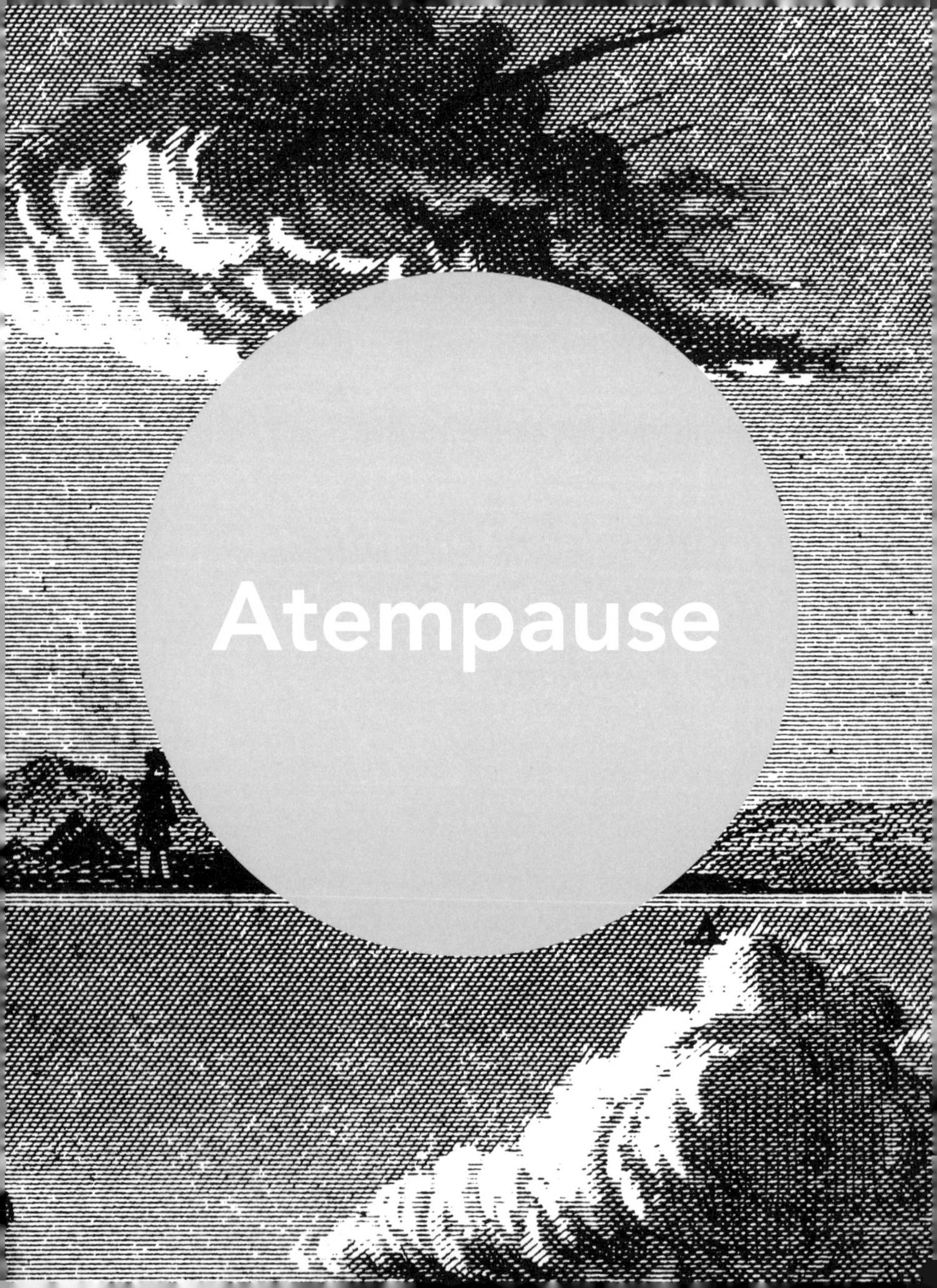
Atempause

Achtsames Atmen lehrt uns, dass sich unsere seelischen Zustände in unserem Körper als physische Empfindungen widerspiegeln.

Sei dir dieser Empfindungen bewusst. Jede davon birgt eine Botschaft.

Wenn du ihnen keine Beachtung schenkst oder sie unterdrückst, werden sie immer aufdringlicher und unangenehmer, bis du dich ihnen nicht länger widersetzen kannst.

Das ist eine der Ursachen von Unglück und Stress.

Aber es gibt eine Alternative.

Wenn wir ganz bewusst auf diese Botschaften hören, indem wir sie aktiv in unserem Körper spüren, kann etwas Wunderbares geschehen. Wir werden feststellen, dass sie kommen und gehen, wie die Wellen im Meer oder der Atem in unserem Körper.

Und schon bald werden sie sich ganz von alleine auflösen und einen ruhigeren Geist zurücklassen.

Höre auf
deinen Körper

Höre auf
deinen Atem

Mach dir bewusst, dass du Stress empfindest und schaue zu, wie sich dieser auflöst.

Beginne, indem du dich mit deinem Atem verbindest. Spüre, wie er kommt und geht. Nach ungefähr einer Minute verlagere deine Aufmerksamkeit auf deinen Körper und schaue, wo sich unangenehme Emotionen oder Gefühle festgesetzt haben.

Stress kann sich als Enge in der Brust, im Nacken oder den Schultern manifestieren. Ängstlichkeit als Kribbeln in deinen Händen, Beinen oder im Bauch. Unglück als Schwere in deinem Gesicht. Es ist ganz egal, wo diese Dinge sitzen, lass dich einfach darauf ein und erkunde, wie es sich anfühlt.

Sind die Empfindungen ›eng‹ schmerzhaft oder quälend? Oder sind sie eher ›lose‹, erregend, schwach oder flüchtig? Es ist egal, wie sie sich anfühlen. Erkunde einfach, was du empfindest.

Wenn du merkst,
dass deine Gedanken abgeschweift sind, bringe deine Aufmerksamkeit für ein paar Augenblicke wieder sanft zu deiner Atmung zurück und erkunde dann erneut die körperlichen Empfindungen.

Achte darauf,
wie sie zu- und abnehmen. Spüre diese Empfindungen zirka eine Minute lang ganz bewusst, bevor du im Geiste in sie hineinatmest. Nimmt die Intensität bei jedem Atemzug zu, bevor sie wieder abklingt? Achte darauf, wie sich ihre Muster zunächst verändern und sich dann allmählich auflösen.

Nach zirka einer Minute (oder auch länger) erweitere den Fokus deiner Bewusstheit auf den gesamten Körper. Und dann noch weiter, sodass du auch deine Umgebung wahrnimmst. Was kannst du hören, spüren, riechen oder gar schmecken? Öffne sanft die Augen.

Wiederhole diese Übung, wann immer sich unangenehme Gedanken, Gefühle oder Emotionen in dir regen.

Achtsamkeit heißt, das Abschweifen unserer Gedanken zu beobachten und zu akzeptieren.

Was auch immer geschieht, denke daran, dass du beim Meditieren nicht scheitern kannst.

Achtsamkeit heißt beobachten ohne zu kritisieren.

Wenn du meditierst, versuche keine bestimmten Ziele zu verfolgen, wie etwa den Geist leer werden zu lassen oder nach mehr Glück, Frieden oder Zufriedenheit zu streben.

Das sind oftmals erfreuliche Nebeneffekte des Meditierens. Aber wenn du danach strebst, wirst du es vermasseln.

Das mag wie ein ärgerliches Paradox wirken, aber es ist nun mal wahr.

Wenn du meditierst, findest du das, was du findest.

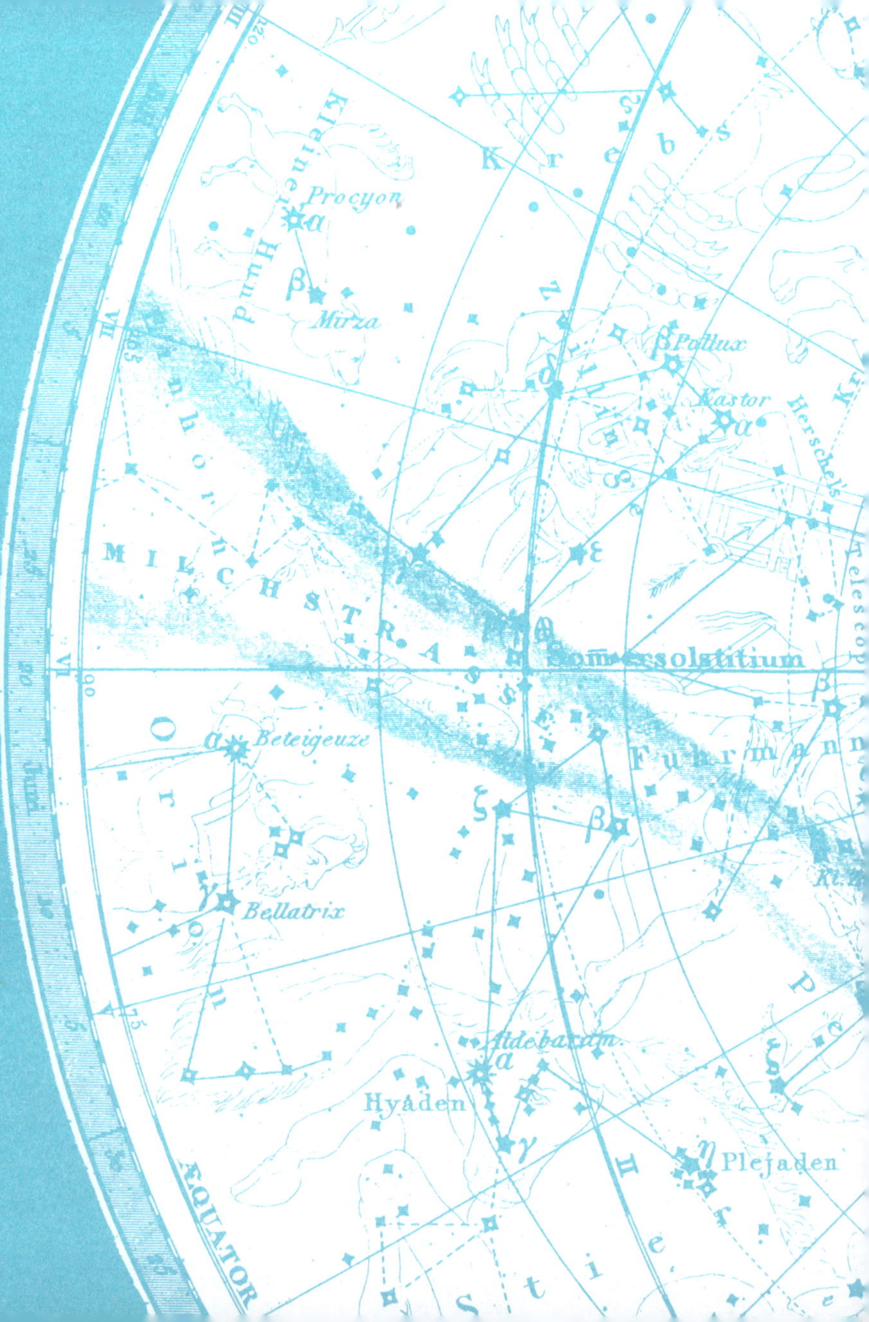
Procyon
Kleiner Hund
Mirza
Krebs
Zwillinge
Pollux
Kastor
Herschel's Telescop
MILCHSTRASSE
Einhorn
Sommersolstitium
Beteigeuze
Orion
Bellatrix
Fuhrmann
Aldebaran
Hyaden
Plejaden
Stier
Perseus
EQUATOR

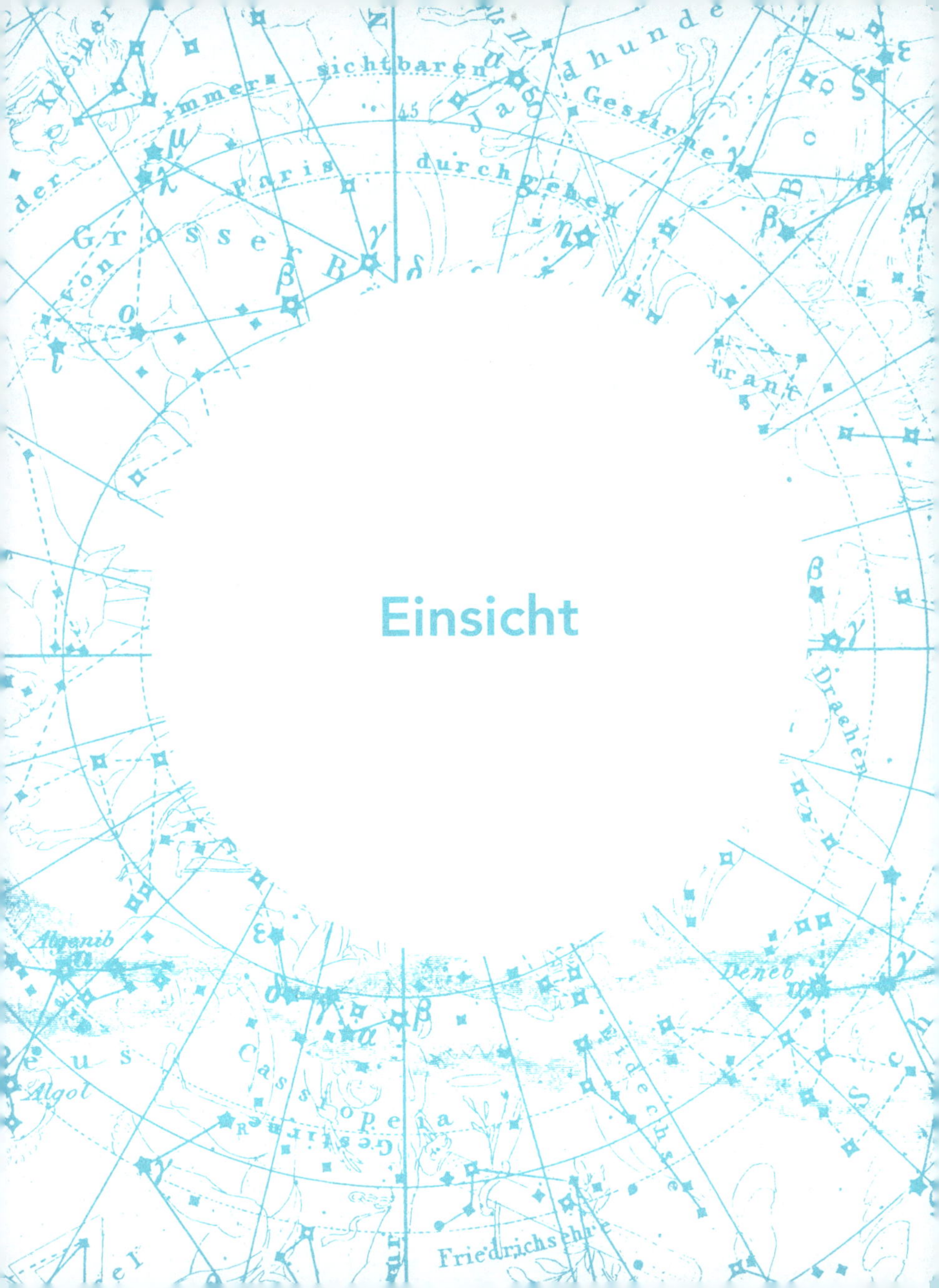
sichtbaren
Jagdhunde
Gestirne
Paris
durchgehen
Grosser B
Drachen
Algenib
Deneb
Algol
Cassiopeia
Eidechse
Friedrichsehre

Einsicht

EIN

Alles atmet … sogar der Boden unter deinen Füßen und die Sterne über *deinem Kopf.*

Unser Planet beginnt im Mai, Atem zu schöpfen.

Monatelang ist der globale Sauerstoffgehalt gesunken, während die Konzentration des Kohlenstoffdioxids zugenommen hat. Dann geschieht etwas Wunderbares: Die Sonne überwindet eine unsichtbare Schwelle und sorgt somit dafür, dass auf der nördlichen Halbkugel die unzähligen Wälder Blätter treiben und Wiesen erblühen.

Während sie ergrünen und photosynthetisieren, beginnen sie, unvorstellbare Mengen von Kohlendioxid aus der Atmosphäre aufzunehmen und unterdessen Sauerstoff freizusetzen.

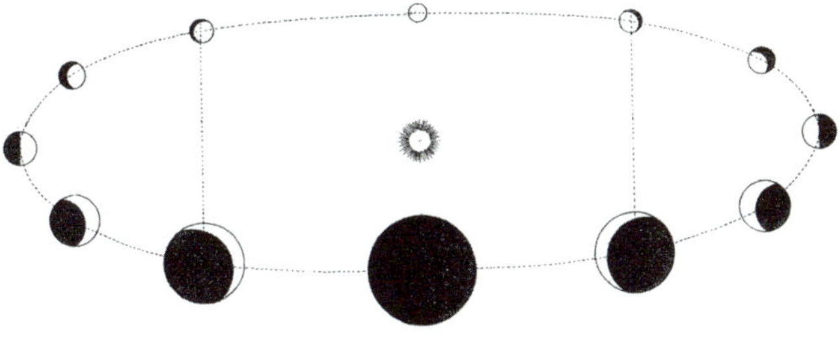

Es beginnt quasi über Nacht und nimmt rapide Fahrt auf. Im Norden rast der Frühling mit 65 Stundenkilometern am Tag dahin und geht dann in den Sommer über.

Die Einatmung der Erde dauert fünf Monate.

Dann tritt eine kurze Pause ein.

Bevor der Herbst kommt und der Winter herbeieilt. Die Blätter beginnen zu fallen, das Gras verdorrt. Während die Pflanzen sich verabschieden, verbrauchen sie Sauerstoff und geben riesige Mengen Kohlendioxid an die Atmosphäre ab.

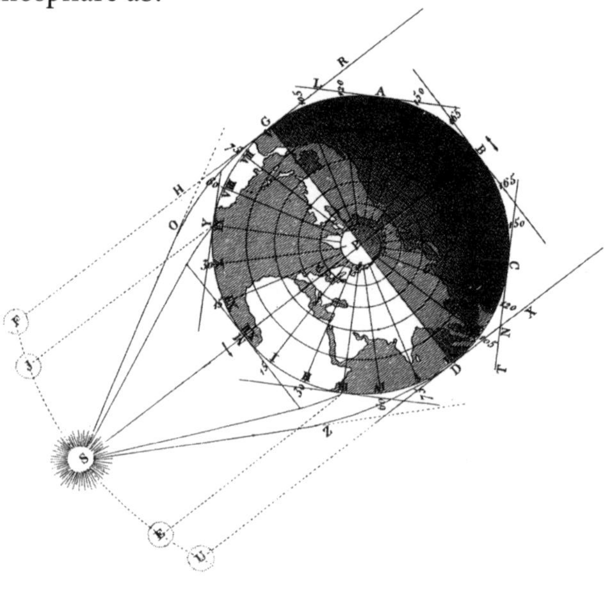

AUS

Jeder unserer Atemzüge birgt Elemente, die von jedem Menschen, der vor uns gelebt hat, geatmet wurden.

Einstein, Shakespeare, Leonardo da Vinci.

Moleküle dieser vergangenen Atemzüge wirbeln noch immer durch die Luft, werden eingeatmet und ausgeatmet, werden Teil unseres Körpers, in Fleisch und Knochen verwandelt sowie in andere Lebewesen, Pflanzen, Gesteine.

Kleinste Partikel dieser Atemzüge entstanden erstmals vor Jahrmilliarden, im Innern explodierender Sterne.

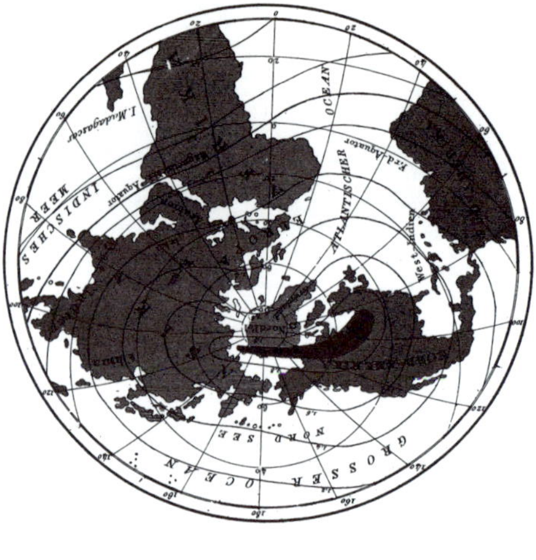

Die Sterne tun ihren ersten Atemzug, wenn riesige, umherwirbelnde Ansammlungen von Wasserstoff anfangen sich zu verdichten. Sie werden immer heißer und kondensierter bis …

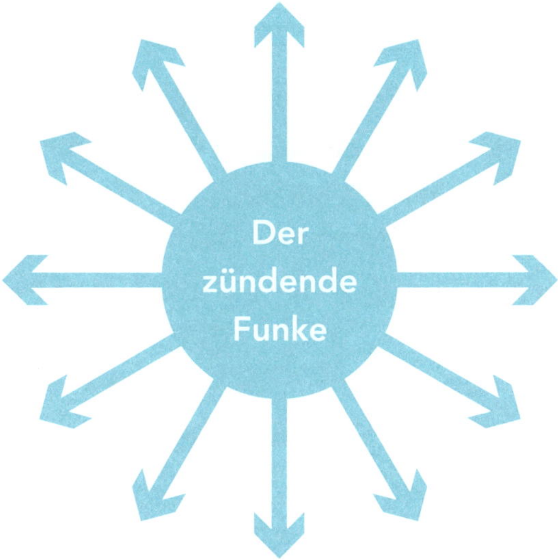

… die enorme Hitze und der Druck im Innern der Sterne eine unermessliche, unkontrollierbare, sich verselbständigende Kernreaktion schüren, die über Milliarden von Jahren anhält.

Die Sterne blinken und leuchten.

Dann plötzlich eine Ausatmung …

Der Stern explodiert in eine Supernova und setzt zahllose Partikel in die Galaxie frei, die notwendig sind, damit Planeten, eine Atmosphäre, Leben entstehen können.

Jedes Luftmolekül, das wir einatmen, jedes Atom unseres Körpers wurde vor Jahrmilliarden im Innern eines explodierenden Sterns geboren.

Man muss kein Mystiker sein, um mystische Momente zu haben …

… es reichen Grundlagenkenntnisse der Physik.

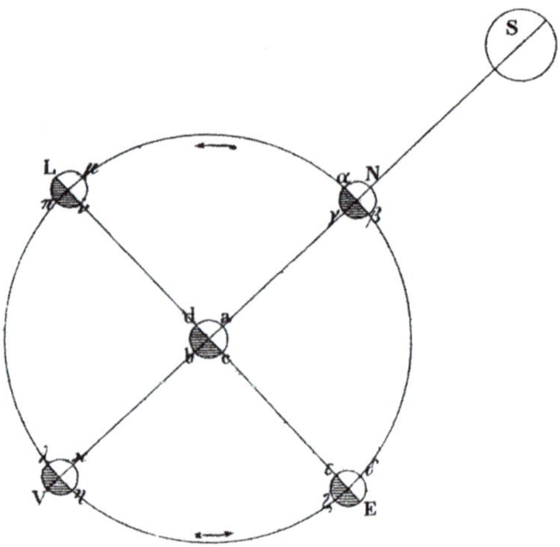

Es ist Zeit, einmal richtig durchzuatmen …

Geh in einer sternklaren Nacht ins Freie. Zieh deine Schuhe und Strümpfe aus. Spüre den Boden unter deinen Füßen.

Schau in den Himmel.

Atme.

Sieh, wie die Sterne sich in alle Richtungen ins Unendliche verlieren. Sie sind nicht nur unvorstellbar groß, sondern zugleich wahr, nie endend, ewig expandierend, Unendlichkeit.

Konzentriere dich auf die Ein- und Ausatmung. Spüre, wie die kühle Nachtluft dich umweht.

Spüre die Stille, die Erwartung, die Unendlichkeit an sich.

Nimm das Blinken der Sterne wahr. Vielleicht hat es Milliarden von Jahren gedauert, bis dieses Blinken seinen Weg zu dir gefunden hat.

Atme.

Schenke Liebe
und empfange
dieses Licht mit
all deiner Liebe …

Atme.

Unser Universum war zunächst eine »Singularität«: ein Punkt von unendlicher Energie und Dichte, der aus dem Nichts heraus explodierte.

Eine Bewegung inmitten der Leere.

Daraus entstanden mit geradezu unendlicher Geschwindigkeit Raum und Zeit.

In einem »Augenblick« war da nichts. Im nächsten alles.

Eine Ausatmung, wenn man so will.

Das Ende des Universums nimmt dann seinen Anfang, wenn Raum und Zeit aufhören zu expandieren.

Alles wird eine Weile lang innehalten.

Und dann wieder auf eine Singularität zurasen – immer schneller, und schneller.

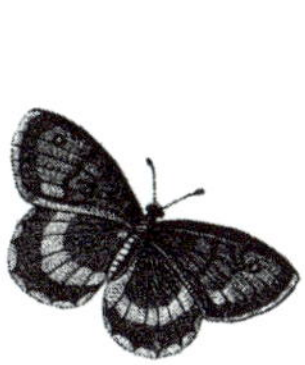

Eine Einatmung, wenn man so will.

Über Jahrhunderte hinweg bereiteten die Menschen ihren Geist mit einer ganz bestimmten Atemmeditation vor, bevor sie sich mit derartigen Gedanken befassten.

Der durch diese Übung herbeigeführte geistige Zustand hat noch zahlreiche andere Vorteile.

Die Meditation stärkt die Kreativität und Klarheit des Denkens und sorgt für ein Gefühl von Frieden und Wohlbefinden. Sie fördert Staunen, Ehrfurcht und Neugier – die Grundlagen eines glücklichen Lebens.

Sie beruhigt den inneren Kritiker und ermöglicht unserem wahren Selbst, an die Oberfläche zu treten. Sie wird uns den Mut geben, uns selbst mit all unseren Fehlern und Mängeln anzunehmen; uns selbst mit jener Freundlichkeit, Empathie und dem Mitgefühl zu begegnen, das wir wirklich brauchen …

Und wenn wir das tun …

… entdecken wir das Geheimnis eines achtsamen Lebens.

Einsichts-MEDITATION

Setz dich hin.

Schließe die Augen und verbinde dich mit deiner Umgebung. Werde dir des Raums, der dich umgibt, bewusst. Vielleicht hörst du ein Geräusch … Was immer da sein mag, achte ein paar Augenblicke lang auf die Geräusche.

Fange an, dir bildhaft vorzustellen, wie sich dein Körper anfühlt, beginnend bei den Füßen. Richte deine Aufmerksamkeit ein paar Augenblicke lang auf beide Füße gleichzeitig. Verbinde dich mit den Empfindungen, verlagere deine Aufmerksamkeit auf die Knöchel … die Unterschenkel … die Knie … die Oberschenkel … Hüften und Becken …

Lass dir Zeit. Es gibt keinen Grund zur Eile.

Wandere mit der Aufmerksamkeit zu deinen beiden Händen … Armen … Schultern … Nacken … Kopf … Gesicht … Nase … Lippen.

Nimm alles in dich auf, der Reihe nach, ungefähr eine Minute lang.

Achte darauf, wie sich dein Atem durch deinen Körper bewegt – folge ihm über die gesamte Einatmung … und die gesamte Ausatmung hinweg. Versuche nichts zu beeinflussen, sondern spüre einfach den ganz natürlichen Atemfluss.

Wenn du merkst, dass deine Gedanken abgeschweift sind, beobachte die Gedanken an sich. Ob sie in Gestalt von Worten oder Bildern auftreten, richte einfach ein paar Augenblicke lang deine Aufmerksamkeit darauf und kehre dann zu deinem Atem zurück.

Nach ein paar Minuten lenke deine Aufmerksamkeit auf alle Gedanken oder Emotionen, die innerlich vorbeiziehen.

Nun werden diese Gedanken und Emotionen – und auch die Pausen dazwischen – zum Zentrum der Meditation.

Versuche nicht, irgendwelche Gedanken zu erzwingen, sondern warte einfach geduldig ab, bis sie von alleine auftreten. Lasse deinen Geist ganz leer werden … frei von Kontrolle und Erwartungen.

Versuche jeweils den Moment wahrzunehmen, an dem ein Gedanke auftritt, und beobachte ihn dann ein paar Augenblicke lang. Nimm einfach das Kommen und Gehen zur Kenntnis; schau, wie ein Gedanke zum nächsten führt, und wieder zum nächsten.

Mach dir bewusst, dass die Gedanken sich in der Regel auflösen, wenn du nicht weiter auf sie reagierst; wenn du aufhörst, sie zu beurteilen oder zu kritisieren.

Schau, was passiert,
wenn deine Gedanken einen
Moment lang anhalten …
versuche ein Gespür dafür
zu entwickeln, wie sich das
anfühlt … versuche ein Gespür
dafür zu entwickeln, wie sich
die Abwesenheit von
Gedanken anfühlt.

Vielleicht fühlt es
sich an wie ein Ort reinster
Stille oder Leere, oder wie etwas
Unermessliches, das knapp außerhalb
unserer Reichweite liegt. Egal wie es
wirkt, warte einfach ruhig ab,
so als säßest du am Rande eines
unendlichen Gewässers.
Warte. Ganz geduldig …

Nach einer Weile
wirst du feststellen, dass
deine Gedanken wieder
abgeschweift sind. Dann bring
deine Aufmerksamkeit wieder sanft
zu deinem Atem zurück, und
nach ein paar Atemzügen warte
erneut darauf, dass ein
weiterer Gedanke oder eine
Emotion auftritt.

Möglicherweise durchläufst du unzählige Male diesen Kreislauf von abschweifenden Gedanken und erneuter Konzentration. Das spielt keine Rolle. Was zählt, ist, dass du aufmerksam deinen Geist beobachtest, mit all seinem Hin und Her.

Sich ausklinken

Nach ungefähr zehn Minuten, lenkst du deine Aufmerksamkeit erneut auf dein Umfeld, nimmst den Raum, der dich umgibt, wahr. Öffne die Augen. Mach ein paar Bewegungen. Versuche, den Kern dieser ganz klaren Bewusstheit für den restlichen Tag bei dir zu behalten.

Die Einsichts-Meditation funktioniert am besten, wenn sie regelmäßig praktiziert wird. Zehn oder zwanzig Minuten am Tage, vier- bis fünfmal pro Woche reichen aus.

Zu Beginn dieses Buches haben wir eingeatmet, vielleicht war es seit Jahren der erste bewusste Atemzug, und einer der wichtigsten Atemzüge, die wir je getan haben.

Nimm dir ein paar Augenblicke Zeit, um darüber nachzudenken, welch weiten Weg du schon zurückgelegt hast und dass diese Reise dein Leben bereits ein wenig verändert hat.

Das Geheimnis des Atmens liegt darin, den Mut zu haben loszulassen. Loszulassen und dem Atem zu erlauben, sich selbst zu atmen. Und wenn wir das tun, geschieht etwas Wundersames, das Leben beginnt, *durch uns* zu leben.

Wir brechen schneller in Lachen aus und werden weniger schnell wütend, das Leben wird weniger hektisch und anstrengend, unser Schlaf wird erholsamer. Wir entdecken erneut unseren Sinn für das Wunderbare, für Ehrfurcht und uneingeschränkte Freude.

Aber vor allem nehmen wir unsere Unzulänglichkeiten mit einem warmen Lächeln anstatt mit beißender Kritik.

Und nun atme.

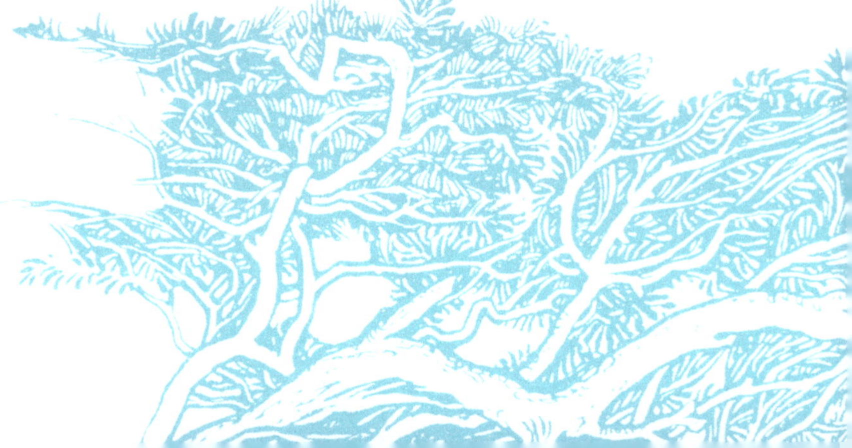

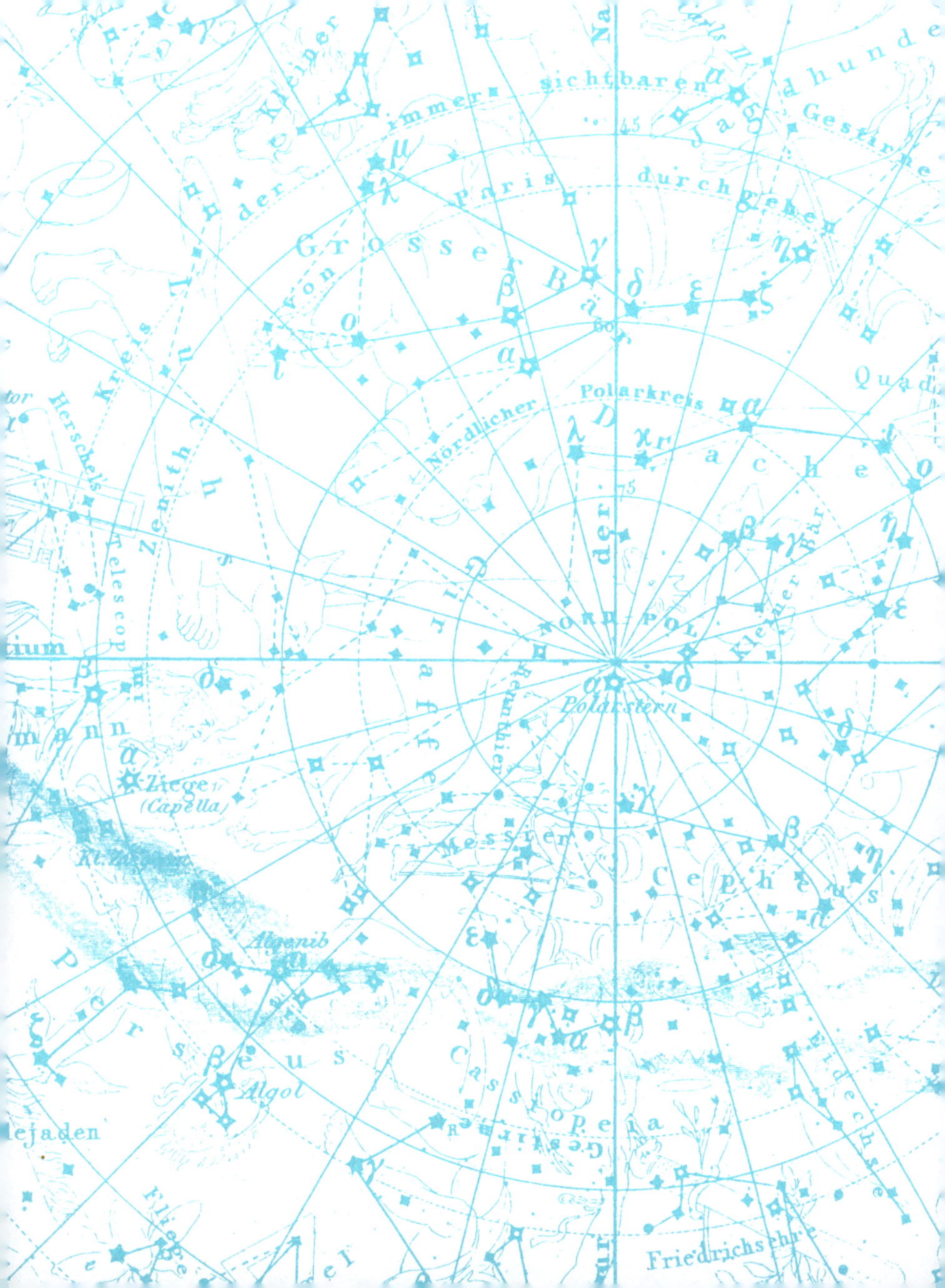
Grosser Bär
Nördlicher Polarkreis
NORD POL
Polarstern
Ziege
(Capella)
Algenib
Algol
Perseus
Cepheus
Messier
Kleiner Bär
Zenith
sichtbaren
durchgehe
Friedrichsehre
lejaden
tium

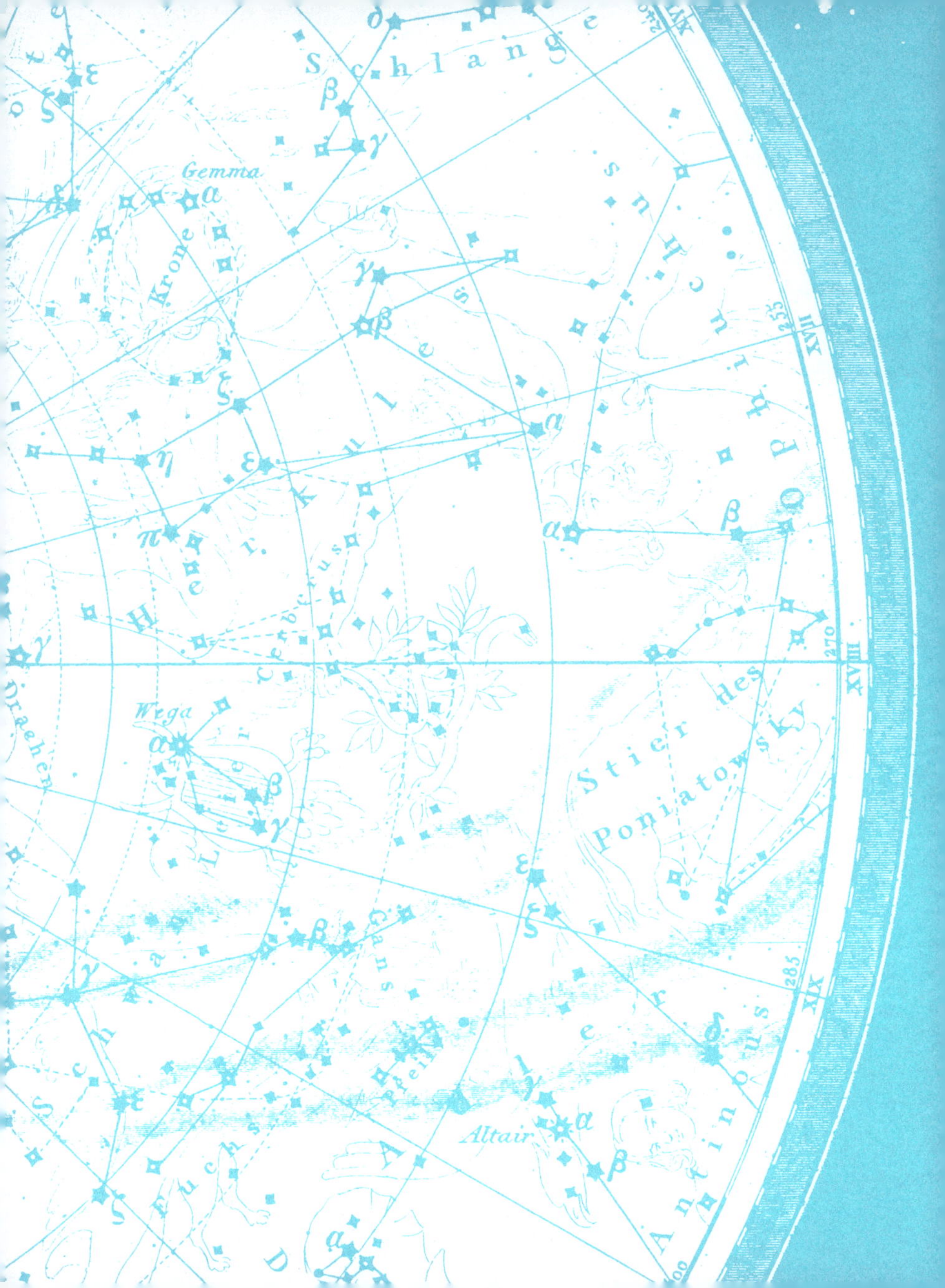

Schlange
Gemma
Krone
Ophiuchus
Cerberus
Wega
Drachen
Stier des Poniatowsky
Gans
Altair
Antinous
XVII 255
XVIII 270
XIX 285

Auf der englischsprachigen Website zum Buch www.franticworld.com findest du alle Meditationen, die im Buch beschrieben sind, zum Download. Zudem gibt es dort ein Video der NASA, das die Veränderungen der Atmosphäre zeigt, wenn die Erde »atmet«, wie im Kapitel Einsicht beschrieben.

www.franticworld.com/resources/breathing/

Dr. Danny Penman ist Meditationslehrer und mehrfach ausgezeichneter Schriftsteller und Journalist. Zusammen mit Mark Williams schrieb er den internationalen Bestseller *Das Achtsamkeitstraining. 20 Minuten täglich, die Ihr Leben verändern*. Für seine journalistische Arbeit wurde er von den Tierschutzorganisationen RSPCA und Humane Society of the United States ausgezeichnet. 2014 erhielt er den ersten Preis der British Medical Association für das beste populärwissenschaftliche Medizinbuch des Jahres: *Schmerzfrei durch Achtsamkeit. Die effektive Methode zur Befreiung von Krankheit und Stress*, das er gemeinsam mit Vidyamala Burch verfasste. Seine Bücher wurden in 30 Sprachen übersetzt, seine Artikel erschienen in *Daily Mail, New Scientist, The Independent, The Guardian* und *The Daily Telegraph*. Seine Ausbildung zum Achtsamkeitslehrer machte Penman mittels der renommierten Breathworks-Methode.

Dank

Großen Dank schulde ich Sheila Crowley bei Curtis Brown. Wer Sheila kennt, weiß, dass sie schlichtweg die beste Agentin und Freundin ist, die man sich wünschen kann. Ich bedanke mich auch bei Lisa Milton von HQ. Sie kam auf den Titel dieses Buchs und dann nahmen die Dinge Gestalt an … Sie ist einer jener seltenen Menschen, die voller großartiger Ideen stecken. Wenn wir zusammen sind, kann keiner von uns stillhalten. Zu Dank bin ich auch Charlotte Mursell verpflichtet. Sie hatte die schwierige Aufgabe, dafür zu sorgen, dass dieses Buch rechtzeitig fertig wurde. Auch möchte ich Steve Wells danken, der das Design und Layout dieses Buchs gemacht hat. Er ist genial und ich liebe seine Arbeit! Ein Dankeschön auch an Louise McGrory von HQ, die Steve bei der Entwicklung des Designs unterstützt hat.

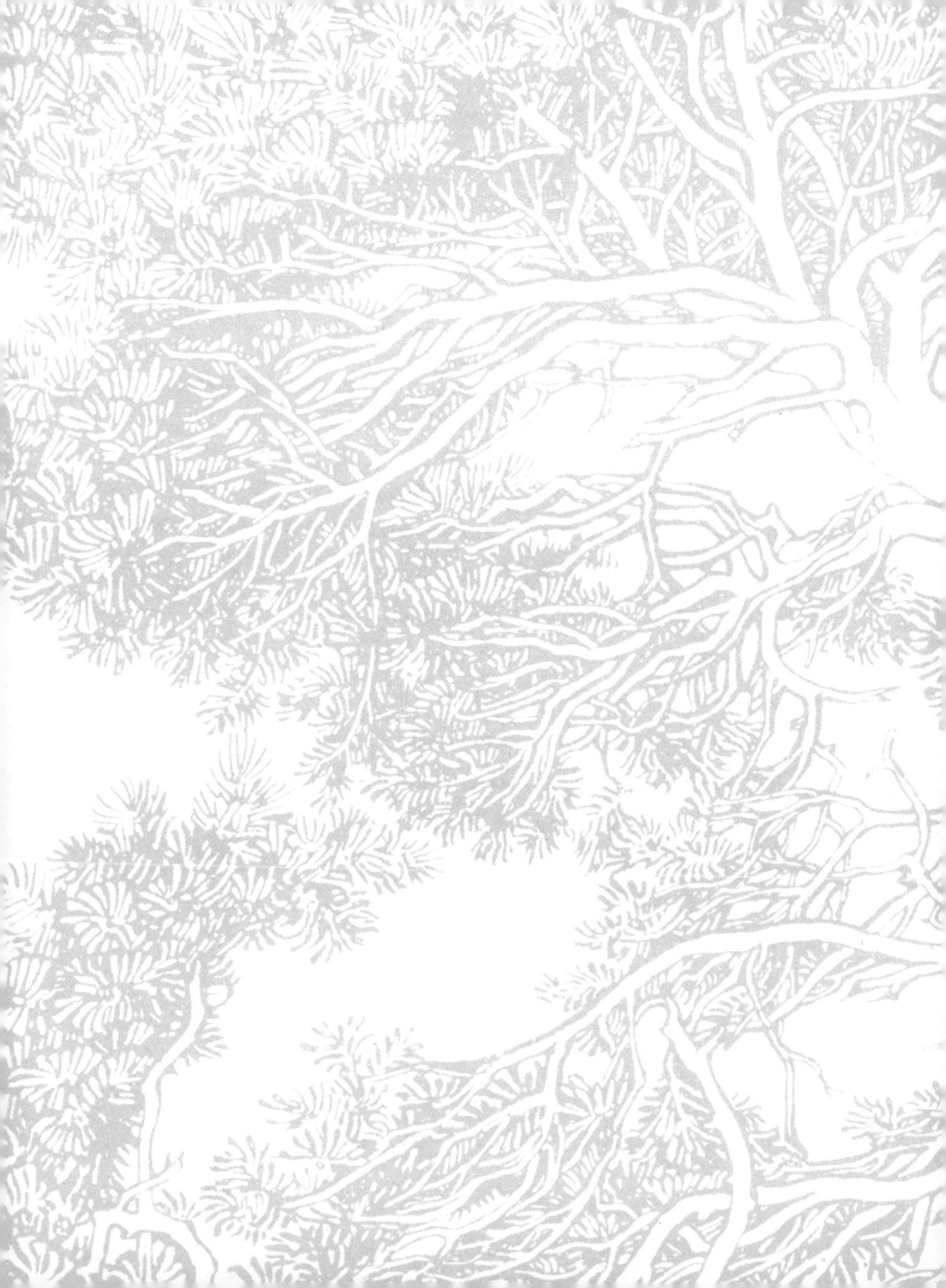